阜外深圳医院临床案例

心血管急重症病例精解
（第二卷）

主编　卢永康　王小庆　郭文玉　罗新林　唐文辉

上海科学技术文献出版社
Shanghai Scientific and Technological Literature Press

图书在版编目（CIP）数据

阜外深圳医院临床案例·心血管急重症病例精解.第二卷/卢永康等主编.-- 上海：上海科学技术文献出版社，2024
ISBN 978-7-5439-9001-2

Ⅰ.①阜… Ⅱ.①卢… Ⅲ.①心脏血管疾病—急性病—诊疗②心脏血管疾病—险症—诊疗 Ⅳ.① R540.597

中国国家版本馆 CIP 数据核字（2024）第 029765 号

策划编辑：张　树
责任编辑：应丽春
封面设计：李　楠

阜外深圳医院临床案例·心血管急重症病例精解.第二卷
FUWAI SHENZHEN YIYUAN LINCHUANG ANLI·XINXUEGUAN JIZHONGZHENG BINGLI JINGJIE (DI ER JUAN)

主　　编：卢永康　王小庆　郭文玉　罗新林　唐文辉
出版发行：上海科学技术文献出版社
地　　址：上海市淮海中路 1329 号
邮政编码：200031
经　　销：全国新华书店
印　　刷：河北朗祥印刷有限公司
开　　本：710mm×1000mm　1/16
印　　张：11.75
版　　次：2024 年 2 月第 1 版　2024 年 2 月第 1 次印刷
书　　号：ISBN 978-7-5439-9001-2
定　　价：138.00 元

http：//www.sstlp.com

本书的编写与出版得到了深圳市"三名工程"项目："中国医学科学院阜外医院李惠君教授心血管急症快速救治体系建设团队"的大力支持，在此表示衷心感谢。

阜外深圳医院临床案例·心血管急重症病例精解（第二卷）

编委会名单

主　审
李惠君　颜红兵　王丽丽

主　编
卢永康　王小庆　郭文玉　罗新林　唐文辉

副主编
柯　晓　陈绮映　黄维超
郭文钦　陈　靖　冯宗明

编　委
（按姓氏笔画排序）

王天娇　李　颖　李华秋　阮焕钧
吴志业　陈文倩　陈俊羽　陈史钰
段玮丽　高佳佳　曹　茜

前言

面对心血管急重症，医师往往需要有扎实的临床功底才能游刃有余。在深圳市"三名"工程的支持下，并得到"中国医学科学院阜外医院李惠君教授心血管急症快速救治体系建设团队"专家的指导，我们收集了近年我院经典的、罕见的心血管急重症病例，归纳成册，已出版了《阜外深圳医院临床案例·心血管急重症病例精解》。

临床上，每一个病例都是不一样的，没有一模一样的病例。在第一卷的基础上，我们收集了之前未能收录的病例，仍然是结合文字、图像，尽可能保留诊治过程中的实际情况，并对相关疾病的基本知识和最新进展进行讨论。所收录的病例，均具有一定的代表意义，一部分是较常见的心血管病例，但容易被误诊，或合并其他情况而使得治疗上有一定的困难；另一部分则是不为一般临床医师所熟知而导致诊治困难的病例。真心希望本书能够使得心血管内科医师对各种心血管急重症有立体、清晰和深入的认识。

当前心血管急重症的诊治，往往需要内科、外科、影像学科室等多学科协同。本书虽然收集的是心血管急重症病例，但对其他学科的医师也有借鉴作用。真心希望本书能对大内科医师、外科医师、医学生等同道及广大读者有所帮助，能够引导读者的临床思维，开拓临床视野。

本书凝聚了我院急重症中心全体医护人员的辛勤劳动和智慧，同时也得到我院众多青年医师的帮助和支持，是一部集体创作，感谢为本书做出贡献的全体医护人员。由于某些病例比较罕见，对疾病的认识也有逐步提高的过程，书中难免存在疏漏，讨论中也一定有考虑不周的地方，恳请各位读者及同道不吝指教，让我们共同提高。

编　者

2023 年 6 月

目 录

病例1	暴发性心肌炎合并电风暴的抢救	001
病例2	急性心肌梗死后非常规形态的左心室附壁血栓	014
病例3	介入术后心脏损伤后综合征	029
病例4	急性心肌梗死合并结核感染	039
病例5	孤立性右心室梗死致胸前导联ST段抬高	048
病例6	川崎病合并冠状动脉病变	056
病例7	心脏白塞病手术治疗	064
病例8	特殊病因的心肌损伤	076
病例9	以胸痛为首发症状的限制型心肌病	083
病例10	心肌淀粉样变性的诊治	091
病例11	限制性表型的肥厚型心肌病患者的重生	103
病例12	Danon病	113
病例13	双腔微导管辅助下开通右冠脉慢性闭塞病变	129
病例14	应用反转导丝技术保护边支	138
病例15	冠状动脉内旋磨术在严重钙化病变中的应用	147
病例16	震波球囊在严重冠状动脉钙化病变中的应用	154
病例17	右冠脉慢性闭塞病变逆向介入开通	163
病例18	高危患者TAVR手术治疗	171

病例 1
暴发性心肌炎合并电风暴的抢救

一、病历摘要

患者女性，17岁，身高158cm，体重45kg，BMI 18。主因"腹泻1周，头晕、黑矇、胸闷2天"于2022年8月17日收入我院。

现病史：患者1周前（2022年8月12日）无明显诱因出现腹痛、腹泻，共排稀便3次，无发热，无咳嗽、咳痰，无胸闷、气促等，自服药物后症状好转。2天前（2022年8月16日）开始出现活动时头晕、黑矇、胸闷症状，未进一步至医院诊治。1天前（2022年8月17日）下午至外院就诊，考虑"重症心肌炎"，随后转至我院。到我院急诊后，患者诉头晕、胸闷、乏力明显，心电监测见窦性心动过速与室性心动过速交替，心室率波动在130～150次/分，血压最低至72/65mmHg，以去甲肾上腺素1.2μg/（kg·min），利多卡因1mg/min，钾镁液体等持续泵入，紧急收入院。

既往史及个人史：既往体健，个人史、家族史无特殊。

入院前辅助检查：

1. 外院首份心电图 提示窦速伴右束支传导阻滞、多源性室性期前收缩（病例1图1）。

2. 外院抽血化验

高敏肌钙蛋白I 16.55ng/ml↑，N末端B型钠尿肽前体7767.2pg/ml↑。

动脉血气：酸碱度7.43，动脉血氧分压150mmHg↑，二氧化碳分压22mmHg↓，碳酸氢根14.6mmol/L↓，碱剩余 -8.1mmol/L↓，乳酸3.5mmol/L↑。

血常规：白细胞计数 8.52×10^9/L，中性粒细胞绝对值 6.53×10^9/L↑，血红蛋白121g/L↓，血小板计数 234×10^9/L。

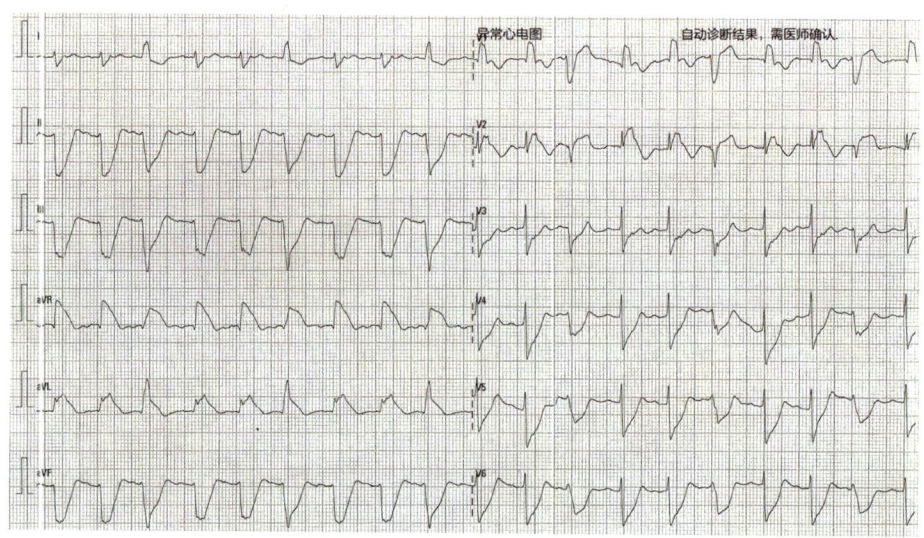

病例1图1　外院首份心电图

血钾 4.0mmol/L，肌酸激酶 1306U/L ↑。

肝肾功能、降钙素原、血淀粉酶等结果正常。

3．外院床旁心脏超声　提示左心室收缩功能明显下降，LVEF 34%。

入院查体： 体温 36.5℃，脉搏 150 次/分，呼吸 22 次/分，血压 94/48mmHg［去甲肾上腺素 1.2μg/（kg·min）静脉泵入］。神清，意识淡漠。双肺呼吸音清，未闻及干湿性啰音。心率 150 次/分，各瓣膜听诊区未闻及病理性杂音。腹平软，全腹无压痛及反跳痛，肝脾肋下未及。双下肢无水肿。

入院诊断：

暴发性心肌炎

　　心源性休克

　　室性心动过速

入院后辅助检查：

1．我院急诊首份心电图　提示持续性室性心动过速（病例1图2）。

2．入院后心电监测见持续性室性心动过速（病例1图3）。

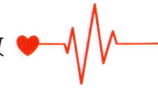

病例 1　暴发性心肌炎合并电风暴的抢救

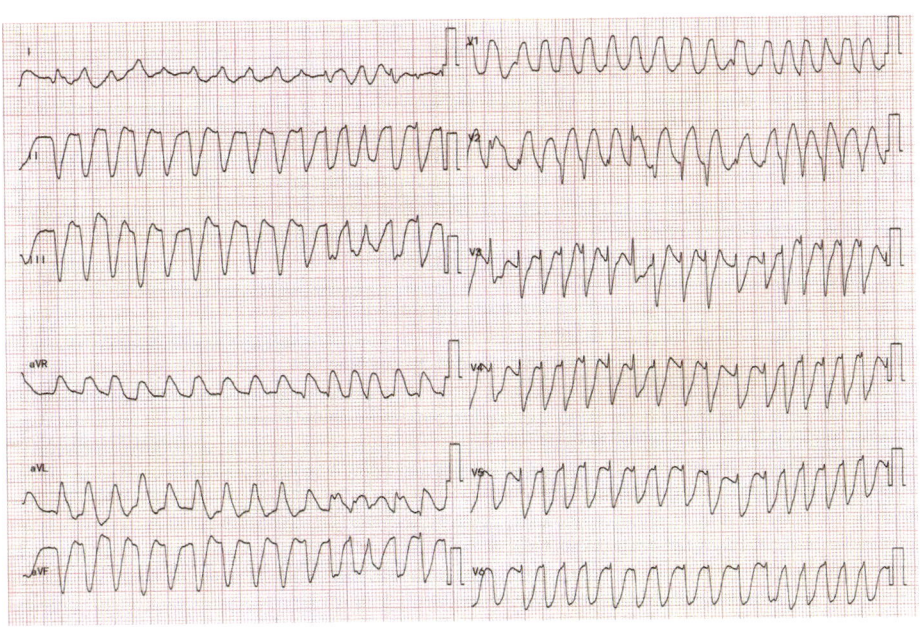

病例1图2　我院首份心电图

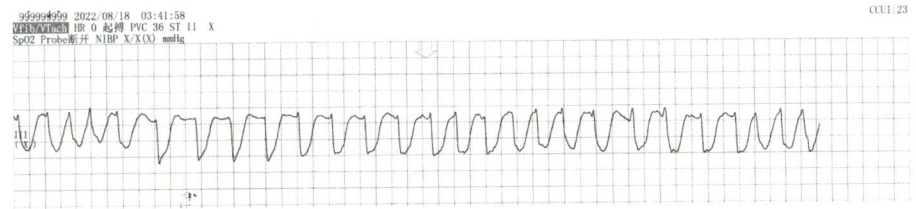

病例1图3　心电监测仍见持续性室性心动过速

3. 紧急行电复律后，不能维持窦性心律，仍反复发作持续性室性心动过速（病例1图4）。

4. 抽血化验

血常规：白细胞计数 10.40×10^9/L ↑，中性粒细胞百分比 88.8% ↑，血红蛋白 94g/L ↓，血小板计数 233×10^9/L。

肾功能：肌酐 86μmol/L，尿素氮 5.15mmol/L，尿酸 364μmol/L。

电解质：血钾 4.13mmol/L，血钠 140mmol/L，血氯 100.3mmol/L，血钙 2.01mmol/L。

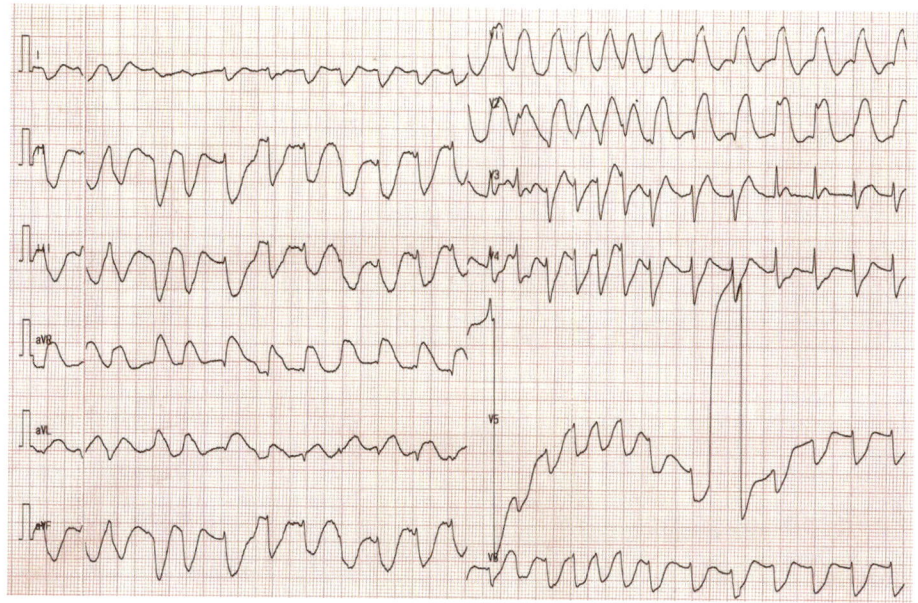

病例1图4　反复发作持续性室性心动过速

高敏肌钙蛋白I 26.84ng/ml↑，高敏肌钙蛋白T 2.16ng/ml↑。N末端B型钠尿肽前体6435pg/ml↑。D二聚体2.21mg/L↑。超敏C反应蛋白4.85mg/L。白介素6 12.38pg/ml↑。

巨细胞病毒IgG抗体（+），单纯疱疹病毒I型IgG抗体（+），肺炎衣原体IgG抗体（+）。

动脉血气分析：酸碱度7.33↓，动脉血氧分压258mmHg↑（吸入氧浓度36%），二氧化碳分压22mmHg↓，碳酸氢根9.7mmol/L↓，碱剩余−12.7mmol/L↓，乳酸6.7mmol/L↑。

二便常规、肝肾功能、电解质、凝血功能、甲状腺功能等结果无明显异常。柯萨奇病毒、单纯疱疹病毒Ⅱ型、甲型肝炎病毒、EB病毒等结果无异常。自身抗体谱、抗心磷脂抗体、抗β_2糖蛋白抗体、血管炎等结果无异常。全身病原微生物高通量测序未见有临床意义病原体感染。

5. 入院胸片　提示双肺纹理增重，未见明显实变。右肺横裂胸膜增厚。双侧肋膈角清晰。主动脉球囊反搏术（IABP）、气管插管术后（病例1图5）。

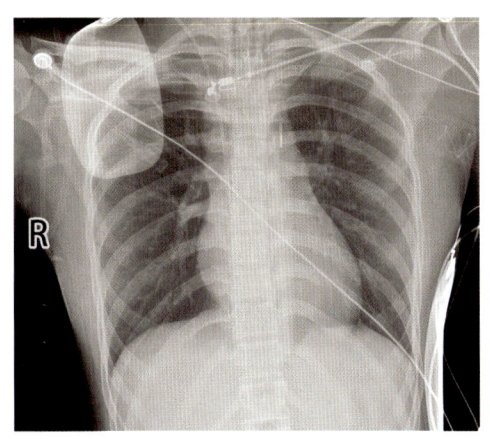

病例1图5　入院时胸片

二、诊疗经过

患者入院后，我们立即行 IABP ＋ ECMO（体外膜肺氧合）循环支持治疗，气管插管以及呼吸机辅助呼吸，继续多巴胺＋去甲肾上腺素维持血压，其他治疗包括：哌拉西林抗感染；停用利多卡因，改为胺碘酮静脉负荷（150mg 静脉推注）后持续 1～2mg/min 泵入抗心律失常；甲泼尼龙 40mg 1 次/8 小时＋免疫球蛋白 20mg 1 次/日 ×3 天；加强支持对症治疗；避免 ECMO 和 IABP 不良反应的对症治疗等。患者胸闷、气促症状稍有好转，但仍反复发作室性心动过速，共电复律 3 次。2022 年 8 月 18 日 6:03 患者出现明显烦躁，心率至 200 次/分以上（病例 1 图 6）。6:15 行电复律后仍不能维持窦律。为加强镇静，予咪达唑仑＋舒芬太尼，以及小剂量肌松药物持续泵入。至上午 9:00 左右共电复律 3 次。经以上处理后，患者心率开始逐渐下降，但仍间断发作非持续性室性心动过速（病例 1 图 7）。

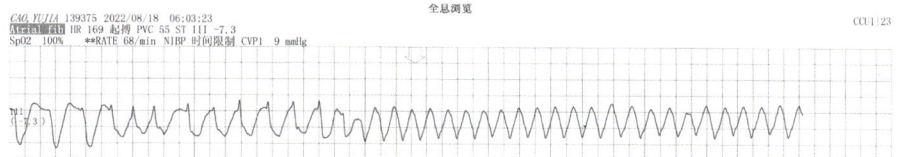

病例1图6　患者再次出现明显烦躁，发作室性心动过速

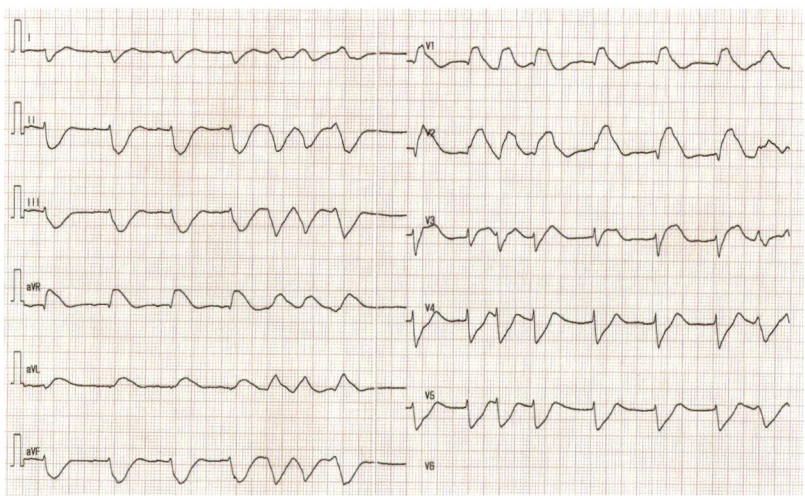

病例1图7　患者心率开始逐渐下降

2022年8月19日5:30及7:30患者再次出现持续性室性心动过速，予临时追加胺碘酮150mg静脉推注，电复律2次。当日上午10:33转为加速性室性心律（病例1图8），并且循环较前稳定，血压较前好转（波动在95～110/55～65mmHg），遂逐渐下调去甲肾上腺素及多巴胺的剂量，继续维持胺碘酮静脉泵入。

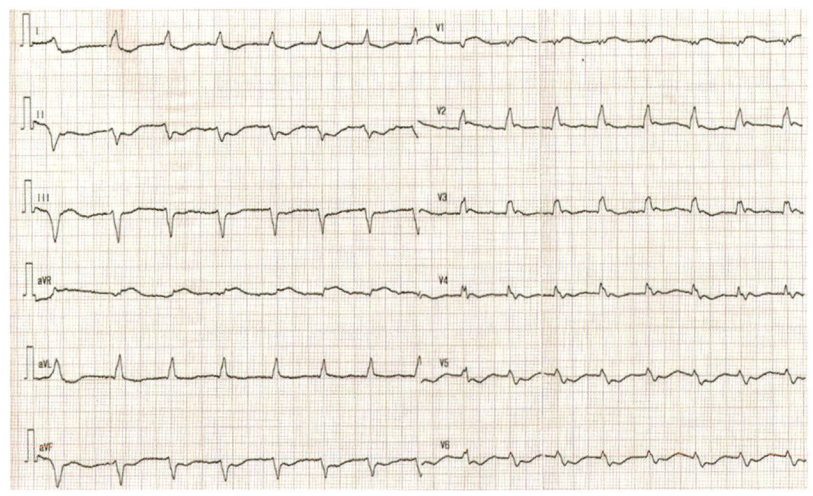

病例1图8　患者转为加速性室性心律

2022年8月20日监测见窦性心律与房室结区心律交替,心室率波动在90～110次/分(病例1图9)。血压较前进一步稳定(100～110/60～70mmHg),于当日停用胺碘酮静脉泵入(静脉胺碘酮使用的总剂量约2000mg),停用去甲肾上腺素。

2022年8月21日患者恢复窦性心律(病例1图10),心率波动在60～70次/分,血压稳定,加用新活素静脉泵入。

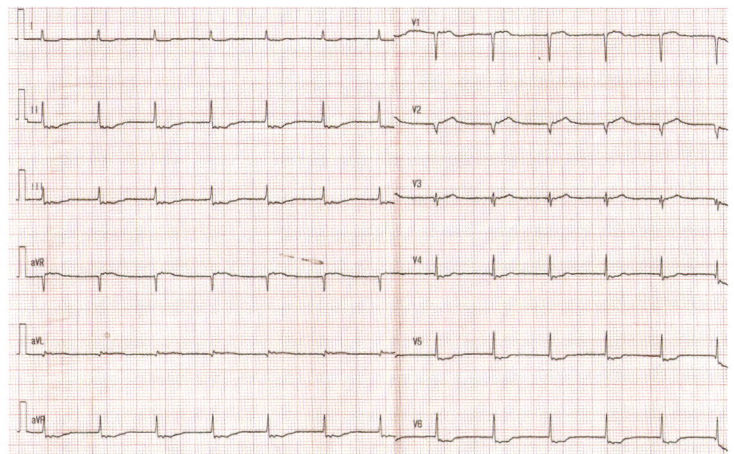

病例1图9　患者心律转为窦性心律与结区心律交替(图中为结区心律)

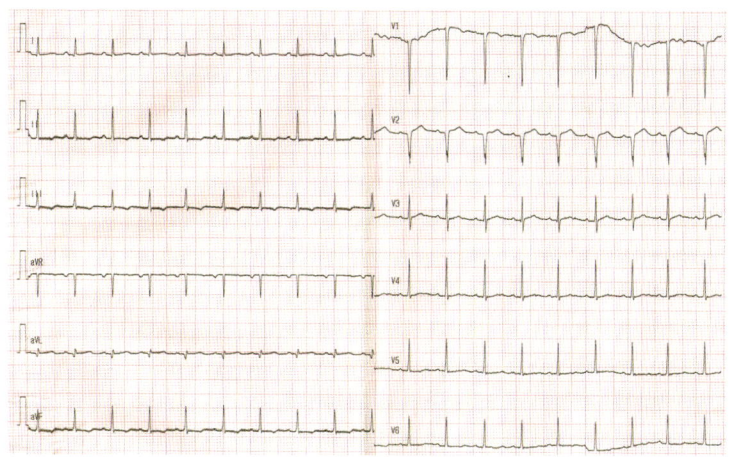

病例1图10　患者恢复窦性心律

2022年8月22日拔除气管插管，开始逐渐减停激素使用。

2022年8月23日复查心脏超声见LVEF恢复至49%，撤除ECMO循环支持。

2022年8月24日停用免疫球蛋白（总剂量100g），停用抗病毒药物，停用静脉新活素使用，撤除IABP，加用酒石酸美托洛尔（6.25mg 2次/日，根据血压、心率逐渐滴定剂量）。

2022年8月27日停用抗感染治疗，美托洛尔剂量调整为12.5mg 2次/日，完善心脏磁共振检查，结果提示各房室大小正常，心肌首过灌注未见明显异常，延迟扫描左心室前壁各段及毗邻前间壁见外膜侧条片状轻中度强化，左心室下侧壁远段及毗邻心尖可疑外膜侧条状异常强化，符合急性心肌炎改变。

2022年9月8日患者出院，出院时血压波动在90～100/50～60mmHg，窦性心律，心率60～70次/分，并加用沙库巴曲缬沙坦钠25mg 2次/日。住院期间相关检查化验结果的演变趋势见病例1图11及病例1表1。

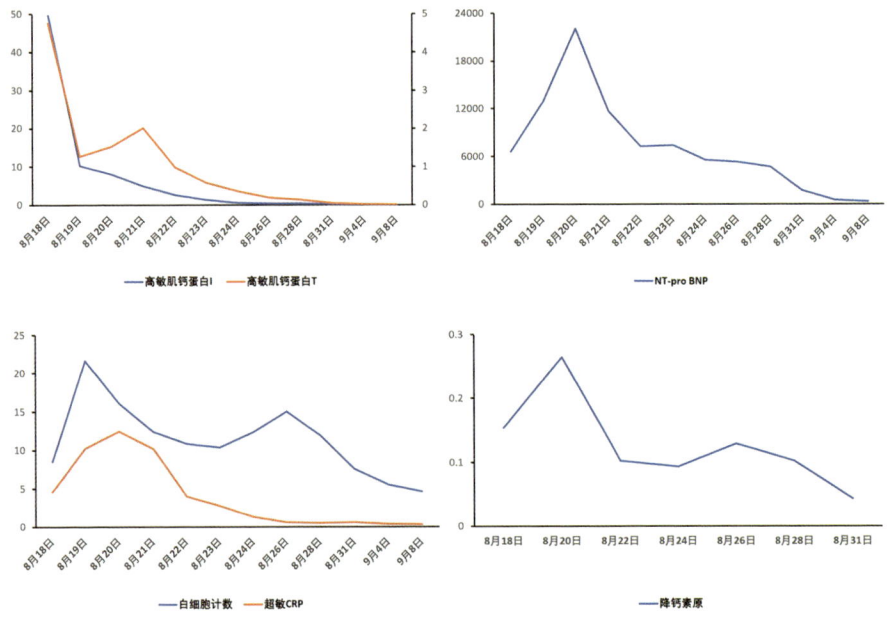

病例1图11　住院期间主要化验指标变化趋势

病例 1 暴发性心肌炎合并电风暴的抢救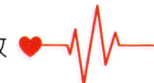

病例1表1 患者住院期间心脏超声结果

日期	左心房内径（前后径，mm）	左心室舒张末径（mm）	室壁运动	LVEF（%）
2022年8月18日	21	40	左室壁运动欠协调	15
2022年8月19日	21	42	左室壁运动显著减弱	12
2022年8月20日	21	45	左室壁运动显著减弱	18
2022年8月21日	21	43	左室壁运动显著减弱	22
2022年8月22日	21	47	左室壁运动欠协调	30
2022年8月23日	21	46	室间隔及左室前壁运动稍弱	49
2022年8月24日	21	46	左室壁运动协调	58
2022年8月27日	20	40	左室壁运动协调，收缩可	58
2022年9月5日	27	41	左室壁运动协调，收缩正常	62

出院诊断：

暴发性心肌炎

　　心源性休克

　　电风暴

随访：出院后约7个月，门诊随访患者，日常生活无异常，未见明显胸闷、胸痛等不适。2023年3月23日再次复查心脏磁共振提示各房室大小正常，心肌首过灌注未见明显异常，延迟扫描左心室前壁中段内膜下条片状强化，与之前对照，左心室心肌强化范围减少，考虑心肌纤维瘢痕，LVEF 59%。

三、病例讨论

电风暴（electrical storm，ES）是一种严重的临床综合征。临床上尚未有正式的ES定义，但随着对该综合征认识的加深，目前普遍认为24小时内室性心动过速（或心室颤动）发作≥3次的心电不稳定状态，对于植入ICD的患者，24小时内发生≥3次抗心动过速或放电治疗也称为ES[1]。该病起病急，进展快，可在短时间内导致患者死亡。Meta 分析显示，ES 患者死亡率相较于孤立性室性心动过速 / 心室颤动患者约增加了 2.5 倍，相较于非室性心动过速 / 心室颤动患者增加了约 3.3 倍[2]，在不同的临床研究中，ES 的院内死亡率高达 22%～54%[3]。

ES 可发生于心源性或非心源性疾病患者。各种器质性心脏病均可引起 ES，常见的包括急性心肌梗死 / 缺血、心力衰竭、心肌病（扩心病、致心律失常性右心室心肌病、肥厚型心肌病等）、暴发性心肌炎、遗传性心律失常综合征（长 QT 综合征、短 QT 综合征、Brugada 综合征等）。其他非心源性疾病，如出血性脑血管病、重症胰腺炎、呼吸衰竭、肾衰竭、严重电解质紊乱及酸中毒、药物中毒等，也会导致 ES 发生。本例患者为 17 岁年轻女性，在暴发性心肌炎发病的背景下，发生了 ES。

ES 的发病机制尚未明了，但目前认为其发病是各种因素综合作用的结果，包括：①易感的电生理底物：即存在致心律失常基质，如心肌瘢痕；②诱发因素：如急性缺血、失代偿性心力衰竭、感染、电解质紊乱等；③自主神经失调：交感系统活性过度增强[4]。根据潜在的心功能、是否植入 ICD 及室性心律失常发生的频率，患者的临床表现可有较大的差异：严重左室功能不全的患者，往往难以耐受，以反复晕厥、甚至猝死为主要表现；心功能正常的患者，代偿能力较好，可能仅以心悸和头晕为主；植入 ICD 的患者临床表现更为多样，可以是完全无症状，也可能因反复电击引起焦虑和抑郁为主。

鉴于电风暴的危急性和严重性，及时识别 ES 非常重要！多数情况下 ES 表现为单型性室性心动过速，而多形性室性心动过速、心室颤动等多见于急性大面积心肌梗死、严重电解质紊乱和酸中毒、遗传性心律失常综合征。对于一些年轻医师或非心血管专业的医师，可能难以快而准确识别各种室性心动过速，尤其是室上性心动过速伴预激、心室差异性传导的情况。在临床实践中，室性心动过速占各种常见宽 QRS 波心动过速的 80%，如果一时难以鉴别，建议按照室性心动过速处理。

ES 的治疗是多方面的综合[4]（病例 1 图 12）。对于 ES 患者应立即确认

病例 1 暴发性心肌炎合并电风暴的抢救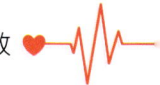

血流动力学情况，如血流动力学不稳定，必须立即实施高级心脏生命支持，并进行有效的心肺复苏，同时进行系统评估，纠正电解质和酸碱紊乱，寻找可逆病因，病因治疗是及时终止和预防 ES 再发的基础。抗心律失常药物可稳定 ES 患者的心室节律。临床上使用最多的是 β 受体阻滞剂和胺碘酮，必要时两者可联合应用。由于交感神经过度激活属于 ES 发病的机制之一，目前指南推荐 β 受体阻滞剂作为首选[5]，某些临床研究显示非选择性 β 受体阻滞剂的效果可能会更好[6]。但对于本例患者，因处于暴发性心肌炎急性期，心功能严重下降，左室射血分数最低曾降至 12%，组织灌注不足，故我们并没有选择 β 受体阻滞剂，而采用了胺碘酮联合应用利多卡因。胺碘酮同为治疗 ES 最有效的药物之一，但长 QT 综合征及尖端扭转型室速患者禁用。对于特殊类型的患者，应根据患者具体的疾病和临床特点选择合理的抗心律失常药物，如 Brugada 综合征拒绝 ICD 的患者可选用口服奎尼丁；原发性长 QT 综合征患者可选用 β 受体阻滞剂和氟卡尼；原发性短 QT 综合征 1 型患者首选奎尼丁，其他亚型 SQTS 患者可选择延长 QT 药物，如胺碘酮；早期复极综合征患者首选奎尼丁和异丙肾上腺素。

当药物治疗疗效不佳时，在条件允许的情况下，其他一些可能有效的治疗手段包括：①深度镇静和机械通气，有助于缓解交感神经过度激活；②对于抗心律失常药物和镇静治疗不能耐受的患者可考虑心脏交感神经阻滞治疗，包括胸段硬膜外麻醉、经皮星状神经节阻滞、胸腔镜或开胸交感神经切断术等；③导管消融，由于单形性室性心动过速占 ES 的多数，而前者的主要机制是折返，故可考虑急诊导管消融；④对于已经植入 ICD 的患者，应进行程控，优化 ICD 参数，减少 ICD 不适当放电；⑤积极考虑采用 IABP、ECMO 或左室辅助等机械循环支持手段。

最后，ES 仍是一种临床危急重症，需临床医师积极处理。随着技术不断的进展，目前药物及导管消融均有不错的疗效，但临床上仍有较高的死亡率。因此，在临床上应及早识别此类患者，迅速制订合理、有效的治疗措施，同时积极去除病因及诱因。

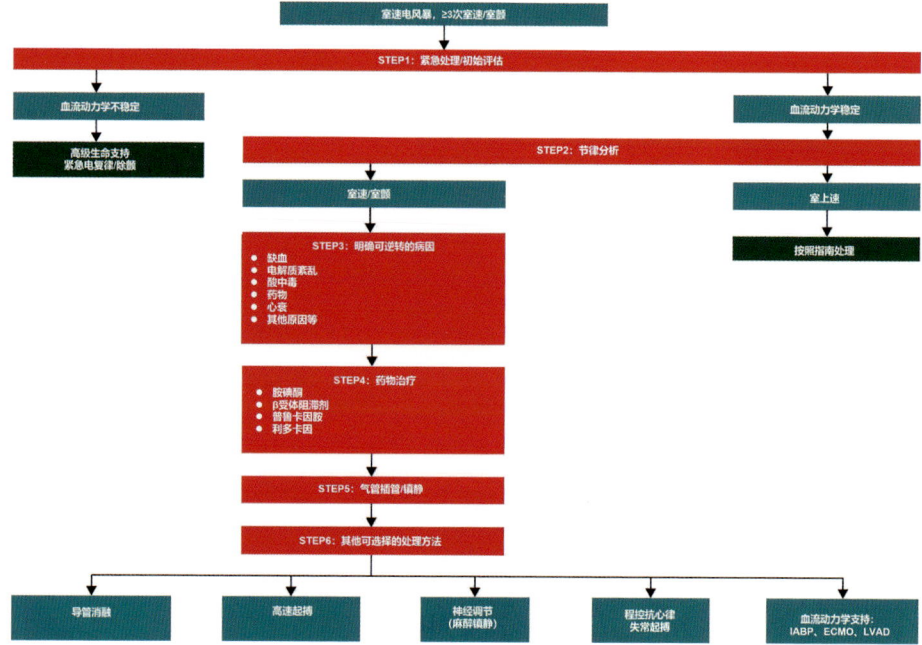

病例1图12 电风暴的管理流程

参考文献

[1] Al-Khatib SM, Stevenson WG, Ackerman MJ, et al.2017 AHA/ACC/HRS Guideline for Management of Patients With Ventricular Arrhythmias and the Prevention of Sudden Cardiac Death: A Report of the American College of Cardiology/American Heart Association Task Force on Clinical Practice Guidelines and the Heart Rhythm Society[J].J Am Coll Cardiol, 2018, 72(14): e91-e220.

[2] Guerra F, Shkoza M, Scappini L, et al.Role ofelectrical storm as a mortality andmorbidity risk factor and its clinical predictors: a meta-analysis[J].Europace, 2013, 16(3): 347-353.

[3] Elsokkari I, Sapp JL.Electrical storm: Prognosis and management[J].Prog Cardiovasc Dis, 2021, 66: 70-79.

[4] Kowlgi GN, Cha YM.Management of ventricular electrical storm: a contemporary appraisal[J].Europace, 2020, 22(12): 1768-1780.

[5] Al-Khatib SM, Stevenson WG, Ackerman MJ, et al.2017 AHA/ACC/HRS Guideline for Management of Patients With Ventricular Arrhythmias and the Prevention of Sudden Cardiac Death: A Report of the American College of Cardiology/American Heart Association Task Force on Clinical Practice Guidelines and the Heart Rhythm Society[J].J Am Coll Cardiol, 2018, 72(14): e91-e220.

[6] Chatzidou S, Kontogiannis C, Tsilimigras DI, et al.Propranolol versus metoprolol for treatment of electrical storm in patients with implantable cardioverter-defibrillator. J Am Coll Cardiol, 2018, 71(17): 1897-1906.

病例 2

急性心肌梗死后非常规形态的左心室附壁血栓

例一：

一、病历摘要

患者男性，70岁，身高170cm，体重62kg，BMI 21.5。主因"反复胸痛半年，加重伴乏力10天"于2023年2月25日收入我院。

现病史：患者半年前无明显诱因开始出现胸痛，每次持续时间不定，可自行缓解，不伴发热、咳嗽、咳痰、恶心、呕吐、头晕、头痛等，患者未予重视，未至医院进一步检查诊治。10天前（2023年2月15日）胸痛再发且程度较重，就诊当地医院。心电图提示窦性心律，$V_1 \sim V_4$导联呈QS型，$V_2 \sim V_6$导联ST段弓背向上抬高0.15～0.4mV，下壁导联Q波形成伴ST段抬高0.1mV；查肌钙蛋白T 83.8ng/L（参考值范围：<14ng/L），外院考虑急性前壁、下壁心肌梗死，行冠状动脉造影提示前降支近段闭塞，回旋支近段90%狭窄，TIMI血流3级。心脏超声提示心尖段可疑夹层并血栓形成，LVEF 30%。外院予药物治疗为主（具体不详），胸痛症状有所缓解。患者为进一步诊治转至我院。

既往史及个人史：2型糖尿病病史10余年，长期口服"二甲双胍"药物降糖，血糖控制情况不详。无烟酒嗜好，余无特殊。

入院前辅助检查：

外院心脏超声提示心尖段可疑夹层并血栓形成（病例2图1）。

病例 2　急性心肌梗死后非常规形态的左心室附壁血栓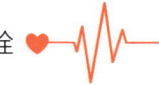

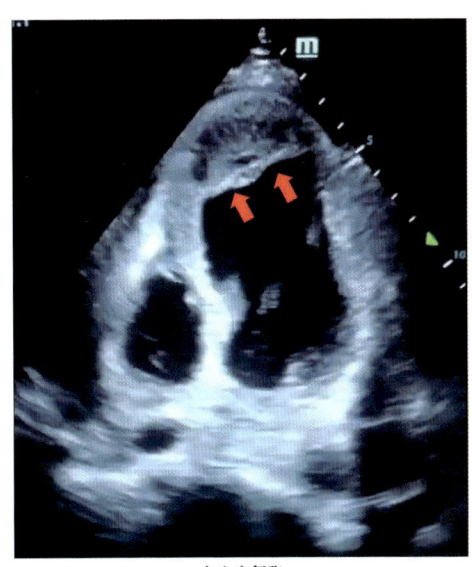
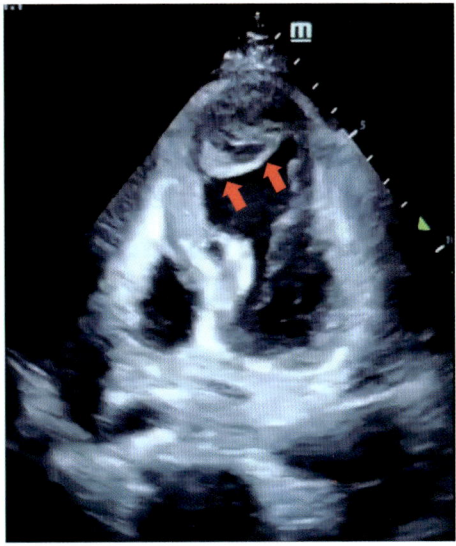

左心室舒张　　　　　　　　　　左心室收缩

病例2图1　外院超声提示心尖可疑夹层并血栓形成

入院查体：体温 36.5 ℃，脉搏 84 次/分，呼吸 19 次/分，血压 111/63mmHg。神清，颈静脉无怒张。双肺呼吸音清，未闻及干湿性啰音。心率 84 次/分，各瓣膜听诊区未闻及病理性杂音。腹平软，全腹无压痛及反跳痛，肝脾肋下未及。双下肢无水肿。

入院诊断：

冠状动脉粥样硬化性心脏病

　　急性 ST 段抬高型前壁心肌梗死

　　心肌夹层待查

　　心功能 I 级（Killip 分级）

2 型糖尿病

入院后辅助检查：

1. 抽血化验

血常规：白细胞计数 8.13×10^9/L，中性粒细胞百分比 74%，血红蛋白 102g/L，血小板计数 315×10^9/L。

肾功能：肌酐 81μmol/L，尿素氮 8.83mmol/L↑。

高敏肌钙蛋白 T 0.06ng/ml↑，高敏肌钙蛋白 I 0.038ng/ml↑，N 末端 B 型钠尿肽前体 2447pg/ml↑。D 二聚体 2.72mg/L↑。

血脂：总胆固醇 6.27mmol/L↑，甘油三酯 2.11mmol/L↑，高密度脂蛋白胆固醇 0.98mmol/L，低密度脂蛋白胆固醇 4.36mmol/L↑。

空腹血糖 13.13mmol/L↑，糖化血红蛋白 6.4%↑。

二便常规、肝功能、电解质、凝血功能、甲状腺功能等结果无异常。

2．心电图　提示窦性心律，前壁、下壁导联 Q 波形成伴 ST 段抬高。

3．心脏超声　提示符合前壁心肌梗死改变，心尖室壁瘤形成，心尖段心肌夹层并其内血栓形成可能，左室整体收缩功能下降，LVEF 30%。

4．胸片　提示心影增大，主动脉硬化。

二、诊疗经过

由于患者不能除外心肌梗死后心肌夹层形成，因此入院后予氯吡格雷 75mg 1 次 / 日单药抗血小板、他汀降脂、扩冠及对症处理为主。我院首次（2023 年 2 月 25 日）心脏超声提示符合前壁心肌梗死改变，心尖室壁瘤形成，左心室内异常回声（范围 50mm×18mm），血栓可能，LVEF 32%（病例 2 图 2）。后续动态随访超声、并完善心脏磁共振检查，以明确是否心肌夹层形成。

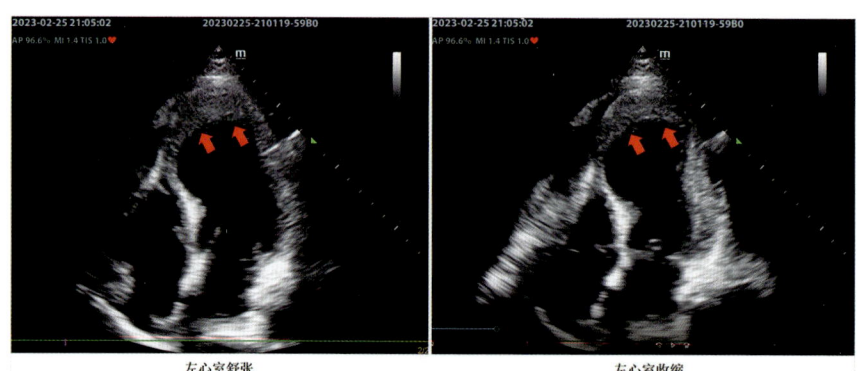

病例2图2　2023年2月25日我院超声提示血栓形成可能性大

病例 2 急性心肌梗死后非常规形态的左心室附壁血栓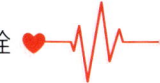

2023 年 2 月 28 日心脏磁共振检查提示符合缺血性心脏病，左心室陈旧心肌梗死伴功能降低，心尖室壁瘤，左心室存活心肌约 69%，室间隔远段及心尖血栓可能性大，不除外心肌夹层。经过内科、外科及相关影像学科室共同讨论，最终诊断为左心室血栓形成，抗栓方案调整为铝镁匹林 81mg 1 次/日＋氯吡格雷 75mg 1 次/日＋磺达肝癸钠 2.5mg 1 次/日。2023 年 3 月 17 日再次行心脏磁共振检查提示室间隔远段及心尖血栓，范围较前缩小（病例 2 图 3）。

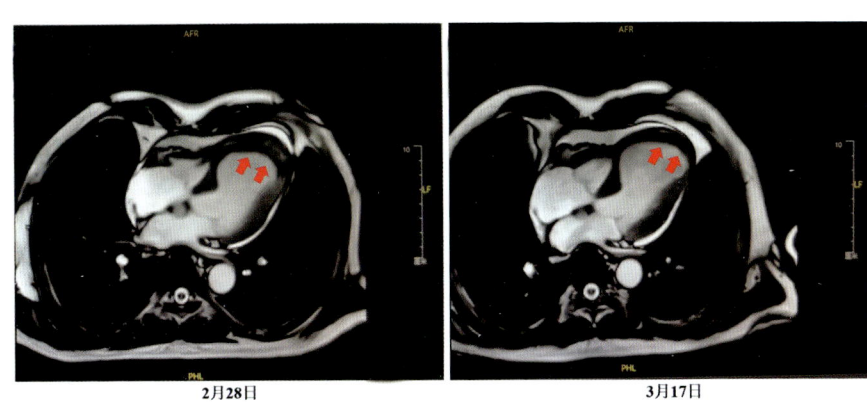

病例2图3 先后两次心脏磁共振结果提示左心室血栓，且有缩小趋势

于 2023 年 3 月 21 日行介入治疗，处理前降支病变（病例 2 图 4）。至 2023 年 4 月 3 日出院当天，末次心脏超声提示左心室扩大，前壁、室间隔心尖段部分变薄，心尖附壁血栓形成（范围：心尖处厚约 9mm）。住院期间心脏超声随访情况见病例 2 图 5。

出院诊断：

冠状动脉粥样硬化性心脏病

  缺血性心肌病

  急性 ST 段抬高型前壁心肌梗死

  左心室扩大

  左心室心尖室壁瘤

  左心室血栓

  心功能不全

心功能Ⅰ级（Killip 分级）

2 型糖尿病

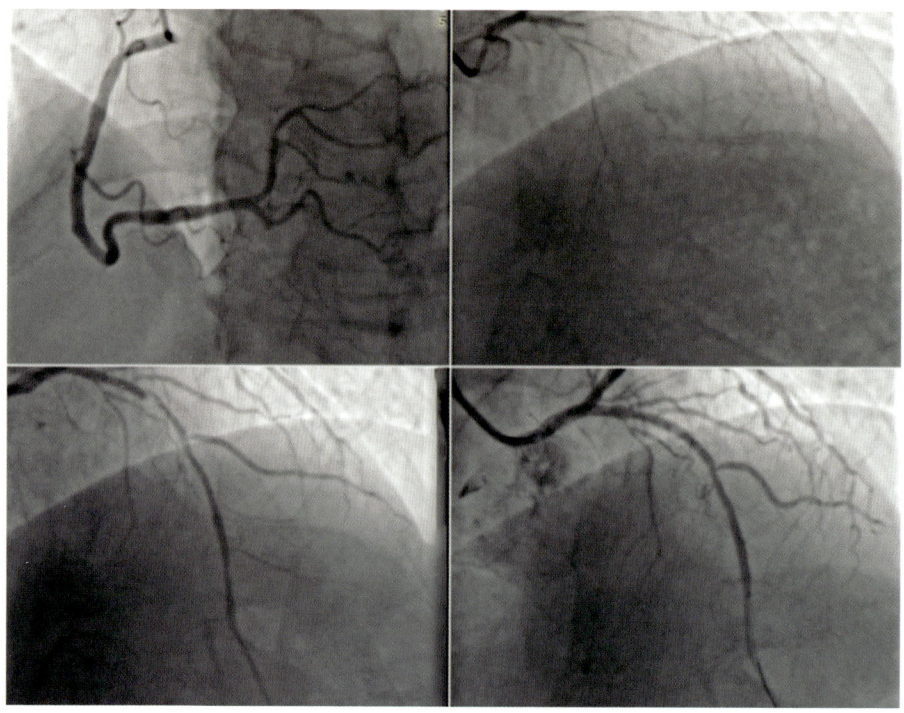

病例2图4　行介入处理前降支

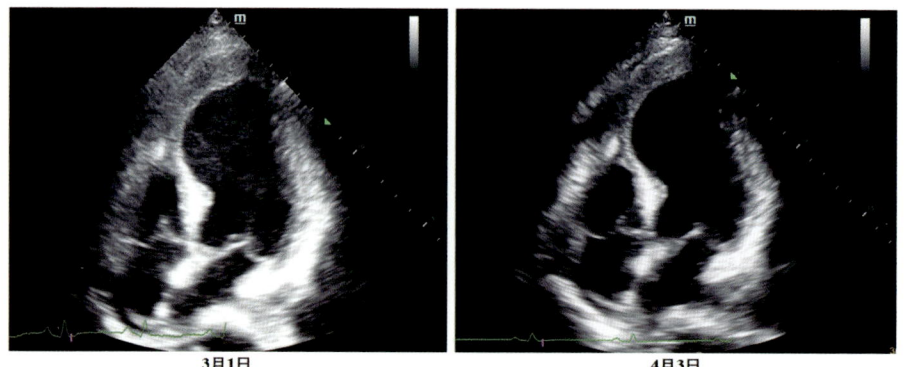

病例2图5　住院期间心脏超声随访情况

病例 2 急性心肌梗死后非常规形态的左心室附壁血栓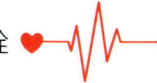

2023 年 2 月 28 日心脏磁共振检查提示符合缺血性心脏病，左心室陈旧心肌梗死伴功能降低，心尖室壁瘤，左心室存活心肌约 69%，室间隔远段及心尖血栓可能性大，不除外心肌夹层。经过内科、外科及相关影像学科室共同讨论，最终诊断为左心室血栓形成，抗栓方案调整为铝镁匹林 81mg 1 次 / 日＋氯吡格雷 75mg 1 次 / 日＋磺达肝癸钠 2.5mg 1 次 / 日。2023 年 3 月 17 日再次行心脏磁共振检查提示室间隔远段及心尖血栓，范围较前缩小（病例 2 图 3）。

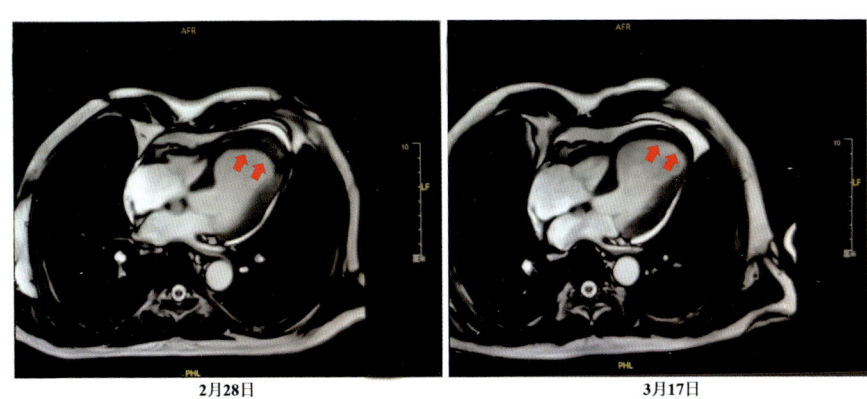

病例2图3　先后两次心脏磁共振结果提示左心室血栓，且有缩小趋势

于 2023 年 3 月 21 日行介入治疗，处理前降支病变（病例 2 图 4）。至 2023 年 4 月 3 日出院当天，末次心脏超声提示左心室扩大，前壁、室间隔心尖段部分变薄，心尖附壁血栓形成（范围：心尖处厚约 9mm）。住院期间心脏超声随访情况见病例 2 图 5。

出院诊断：

冠状动脉粥样硬化性心脏病

　　缺血性心肌病

　　急性 ST 段抬高型前壁心肌梗死

　　左心室扩大

　　左心室心尖室壁瘤

　　左心室血栓

　　心功能不全

心功能Ⅰ级（Killip 分级）

2 型糖尿病

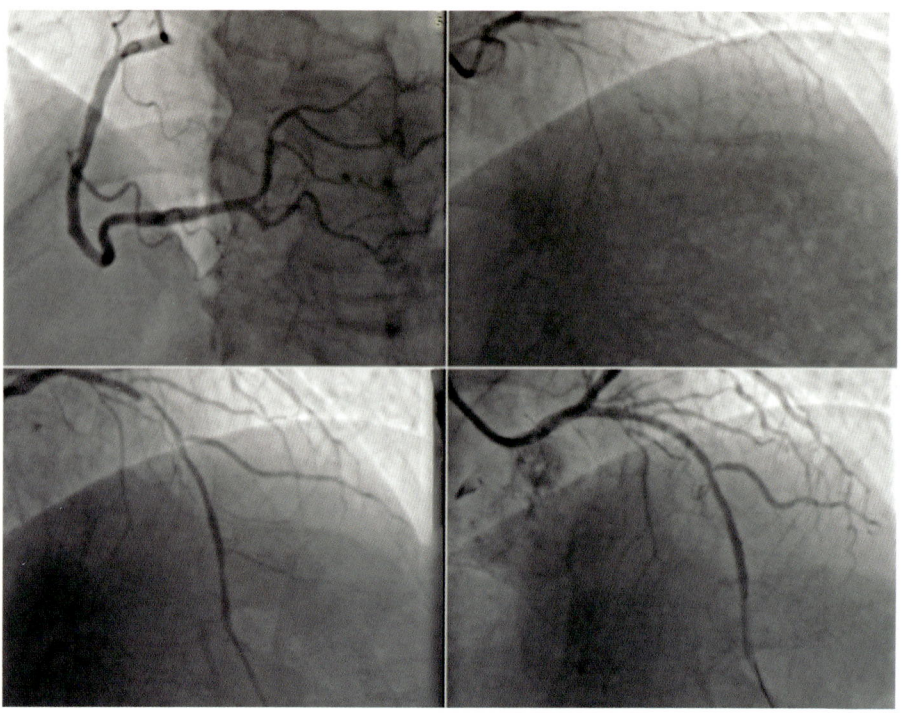

病例2图4　行介入处理前降支

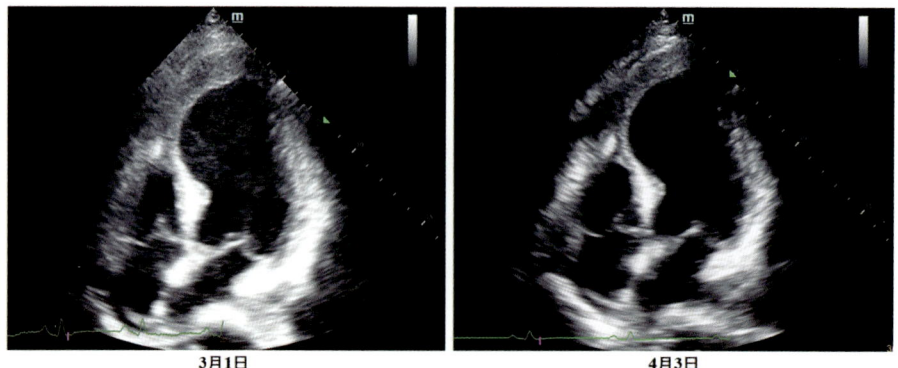

病例2图5　住院期间心脏超声随访情况

随访：出院后规律服药（利伐沙班15mg 1次/日，氯吡格雷75mg 1次/日，阿托伐他汀20mg每晚，伊伐布雷定5mg 2次/日，琥珀酸美托洛尔95mg 1次/日，二甲双胍0.5 3次/日，达格列净10mg 1次/日），2023年6月14日复查心脏超声：心尖呈瘤样扩张，左室心尖段可见附壁实性回声，厚约5mm。

例二：

一、病历摘要

患者男性，60岁，身高174cm，体重65kg，BMI 24.8。主因"胸闷、胸痛14天"于2022年6月14日收入我院。

现病史：患者14天前（2022年5月31日16点左右）突发左前区胸闷、胸痛，持续不能缓解，不伴发热、咳嗽、咳痰、心悸、气促、放射痛、恶心、呕吐等不适，至外院就诊，考虑急性广泛前壁、下壁心肌梗死（首份心电图未见），由于无经冠状动脉介入术（PCI）条件，当日（17∶17）行尿激酶原50mg溶栓（溶栓前后心电图未见），后（18∶57）转至有PCI条件的医院就诊，急诊造影提示前降支近段闭塞，回旋支近中段30%～40%狭窄，右冠近中段30%～60%狭窄，于前降支近段置入支架1枚（3.5mm×35mm），术后阿司匹林、氯吡格雷、他汀、β受体阻滞药、沙库巴曲缬沙坦等药物治疗，心脏超声提示节段性室壁运动异常，LVEF 45%，少量心包积液。但患者仍反复发作胸闷、胸痛，遂收入我院。

既往史及个人史：高血压病史6年余，收缩压最高180mmHg，规律服用ACEI降压药物。2型糖尿病病史5年余，规律胰岛素降糖。长期大量吸烟，20支/天，30年。余无特殊。

入院前辅助检查：外院（2022年5月31日）造影结果：前降支近段100%狭窄，回旋支近中段30%～40%狭窄，右冠状动脉近中段30%～60%狭窄。术中于前降支置入3.5mm×35mm支架（病例2图6）。

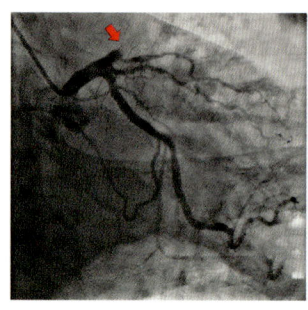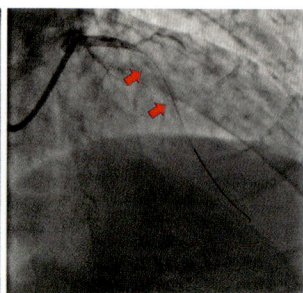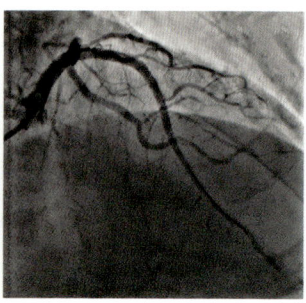

病例2图6　外院冠状动脉介入处理情况

入院查体：体温36.7℃，脉搏77次/分，呼吸18次/分，血压90/67mmHg。神清，颈静脉无怒张。双肺呼吸音清，无啰音。心律齐，心界不大，无杂音。腹软，无压痛及反跳痛。双下肢无水肿。

入院诊断：

冠状动脉粥样硬化性心脏病

　　急性广泛前壁心肌梗死

　　经皮冠状动脉支架置入术后

　　心功能Ⅰ级（Killip分级）

高血压病3级（极高危）

2型糖尿病

入院后辅助检查：

1. 抽血化验

血常规：白细胞计数6.82×10^9/L，中性粒细胞百分比57.8%，血红蛋白144g/L，血小板计数216×10^9/L。

血脂：总胆固醇2.63mmol/L，甘油三酯1.25mmol/L，高密度脂蛋白胆固醇0.74mmol/L，低密度脂蛋白胆固醇1.41mmol/L。

超敏C反应蛋白30.39mg/L↑。N末端B型钠尿肽前体2049pg/ml↑。高敏肌钙蛋白Ⅰ 4.748ng/ml↑，高敏肌钙蛋白T 0.362ng/ml↑。糖化血红蛋白7.96%↑。D二聚体1.77mg/L↑。

二便常规、肝肾功能、电解质、凝血功能、甲状腺功能等结果无明显

病例 2 急性心肌梗死后非常规形态的左心室附壁血栓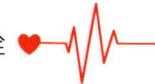

异常。

2. 心电图　提示窦性心律，肢体导联低电压，$V_1 \sim V_6$ 导联 Q 波形成伴 ST 段固定抬高 0.1 ~ 0.2mv，T 波倒置（病例 2 图 7）。

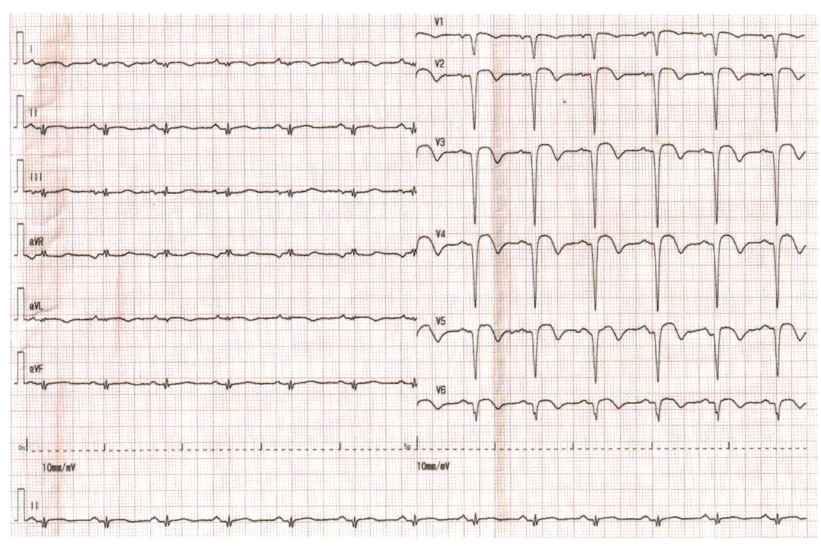

病例2图7　入院心电图

3. 心脏超声　提示左室前壁、室间隔心尖段及部分中段变薄，运动减弱，未见明显矛盾运动，余室壁运动代偿增强。心尖呈瘤样扩张，心尖段心肌撕裂呈夹层样改变，内为液性回声，范围约 30mm×17mm，与左室腔无交通，未见附壁血栓回声。左室整体收缩功能下降，LVEF 36%（病例 2 图 8）。

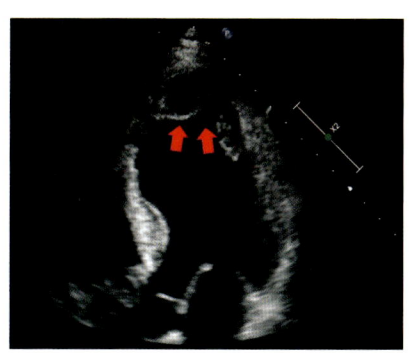

病例2图8　超声见心尖段心肌撕裂呈夹层样改变

4. 胸片 提示心影向左下扩大，主动脉增宽，肺纹理增重，余无异常（病例2图9）。

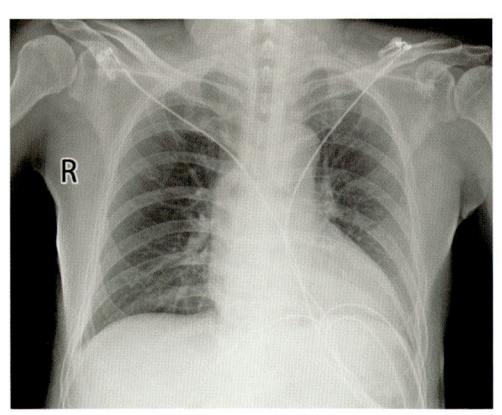

病例2图9　胸片

二、诊疗经过

从患者发病经过、外院冠脉造影资料及我院检查化验结果，急性广泛前壁心肌梗死诊断明确，但超声所见心尖段心肌撕裂，呈夹层样改变，不能除外心肌梗死后心肌夹层形成，予替格瑞洛90mg 2次/日单抗血小板、他汀、改善预后等冠心病二级预防药物治疗，以及高血压、糖尿病等基础疾病的治疗，患者无明显胸闷、胸痛情况。2022年6月22日完善心脏磁共振检查，提示左心室心尖段近室间隔处附壁血栓形成可能性大（病例2图10）。住院期间动态复查心脏超声情况也证实为附壁血栓形成（病例2图11）。因此抗栓方案调整为：铝镁匹林81mg 1次/日＋替格瑞洛90mg 2次/日＋低分子肝素0.4ml 1次/12小时。

2022年7月2日复查冠状动脉造影见前降支支架内通畅。2022年7月12日，我们再次复查心脏磁共振检查，见附壁血栓较前缩小（病例2图12）。患者最终于2022年7月15日出院。

病例 2　急性心肌梗死后非常规形态的左心室附壁血栓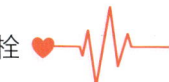

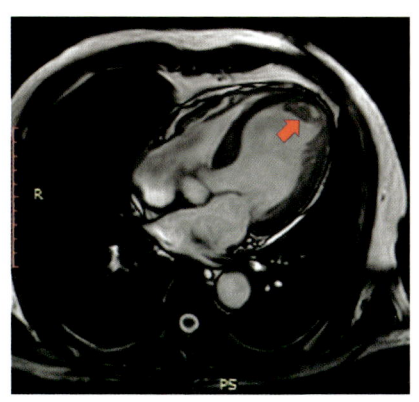

病例2图10　心脏磁共振提示左心室心尖段近室间隔处附壁血栓形成可能性大

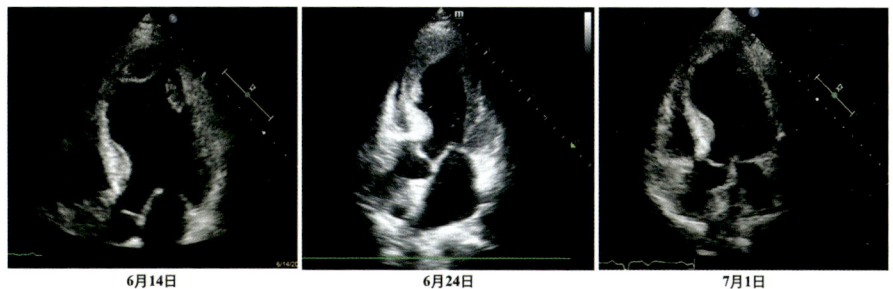

病例2图11　住院期间动态复查心脏超声情况

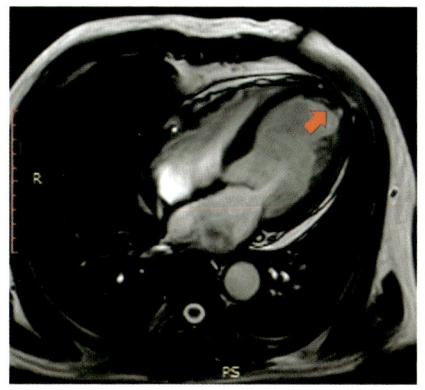

病例2图12　2022年7月12日再次复查心脏磁共振提示左心室附壁血栓明显减少

出院诊断：

冠状动脉粥样硬化性心脏病

急性广泛前壁心肌梗死

左心室附壁血栓

左心室心尖室壁瘤

经皮冠状动脉支架置入术后

心功能Ⅰ级（Killip 分级）

高血压病 3 级（极高危）

2 型糖尿病

随访：门诊随访 10 个月，患者坚持服药（替格瑞洛 90mg 2 次 / 日，利伐沙班 15mg 1 次 / 日，美托洛尔缓释片 190mg 1 次 / 日，沙库巴曲缬沙坦 50mg 2 次 / 日，瑞舒伐他汀 20mg 1 次 / 日，达格列净 10mg 1 次 / 日），一直未再发胸痛，无心力衰竭发作。出院 2 个月后（2022 年 8 月）复查心脏超声：符合前壁心梗后改变，心尖室壁瘤形成，左室扩大，左室整体收缩功能下降，LVEF 40%，心腔内未见血栓回声。出院 10 个月后（2023 年 4 月）心脏超声，基本同前（2022 年 8 月）（病例 2 图 13）。

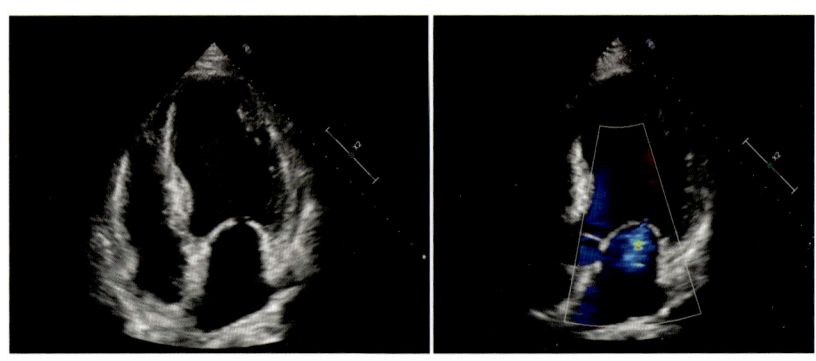

病例2图13　出院后超声随访情况

三、病例讨论

心肌夹层血肿（intramyocardial dissecting hematoma，IDH）属于急性心肌梗死后的一种罕见的亚急性的心脏破裂[1]。过去 IDH 主要通过尸检所发现，而近年随着影像技术发展，通过超声心动图一般可以早期发现。IDH 一般具

病例2 急性心肌梗死后非常规形态的左心室附壁血栓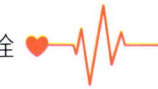

有以下临床特征[2]：①多于急性心肌梗死发病 1～17 天出现，发生时间在心肌梗死后 1～17 天（平均 7.5 天）；②可造成继发心脏破裂，院内死亡率高达 23%～50%；③临床罕见，尸检发现心脏破裂患者中占约 1/3；④心外膜保持完整，夹层内充满血肿。迄今认为，年龄＞60 岁、前壁心肌梗死、血运重建延误（发病后 24 小时）、EF＜35% 等属于 IDH 的危险因素[3]。

这两例患者，均是心肌梗死后附壁血栓形成，但由于超声表现类似 IDH，对确诊造成一定困难。临床上，心室附壁血栓与 IDH 两者具有较多共同点，都多见于前壁心肌梗死、低 EF 值患者。但需要注意的是，两者在治疗上有根本上的区别，心室附壁血栓需要抗凝，IDH 不能抗凝甚至需要适当降低抗血小板强度。

影像学上心室附壁血栓与 IDH 两者有类似表现。超声下两者鉴别点见病例 2 表 1。在磁共振检查中，由于血栓不表现出钆摄取，成像中呈黑色。而 IDH 无论是早期强化还是延迟强化，夹层血肿区域均呈低灌注，并且 T_2 加权下 IDH 区域室壁与正常室壁不一致[4]。动态观察随访，对于鉴别心室附壁血栓与 IDH 具有重要意义，这两例患者最终通过超声、磁共振等反复动态观察，确诊为心室附壁血栓。

病例2表1　超声下心肌夹层血肿和心室附壁血栓的鉴别点

心肌夹层血肿	心室附壁血栓
1. 心肌梗死部位新发的不规则无回声腔，内径可随心动周期变化，收缩期增大，舒张期反之	1. 心室腔内出现异常团块影，形态不规则，回声强度及密度不均匀
2. 腔隙可见心内膜片飘动，但心外膜完整	2. 通常有清晰明显的血栓边界
3. 夹层在室间隔时可见螺旋形通道	3. 超声下可见血栓边缘的自由活动性
4. 心室腔与夹层之间通过破口有血流交通	4. 超声表现区别于处于血栓下层的心内膜及心肌层
5. 动态随访可见夹层瘤内由血栓充填而自愈	5. 动态随访可见血栓形态的变化
6. 可合并其他心脏破裂表现，如心包腔积液、乳头肌断裂、室间隔穿孔、假性室壁瘤等	

当前各大指南对于确诊为心室附壁血栓的患者，均推荐立即开始抗凝治疗。尽管华法林仍是抗凝治疗的传统药物，但需要频繁监测 INR，抗凝效果容易受到药物或食物的干扰，且在双联抗血小板治疗基础上使用华法林会显著增加出血风险[5]。越来越多临床研究结果证实新型口服抗凝药，如利伐沙班、达比加群酯等，治疗左心室血栓效果不逊于华法林[6]，且相较于华法林，使用新型口服抗凝药的出血风险较低，这对于心肌梗死后心室血栓患者具有重要意义，因为往往需要同时联用抗血小板药物，尤其是在高出血风险人群中。

从历年指南的演变，对于这方面的推荐，也在逐渐放宽，2017 年 ESC 急性 ST 段抬高型心肌梗死指南中，认为综合考虑出血风险和双抗血小板治疗，在超声指导下可考虑使用新型口服抗凝药物治疗左心室血栓，推荐等级为 Ⅱa。2022 年 JACC 关于心肌梗死后左心室血栓形成的综述中[7]，则推荐如下：对于有血栓的患者，建议采用肝素桥接华法林，联合 P2Y12 受体抑制剂的方案，如果有华法林禁忌，可给予新型口服抗凝药物治疗。在 2022 年美国 AHA 左心室血栓风险患者的管理的科学声明中[8]，新型口服抗凝药物可作为华法林的合理替代方案，对于难以达到 INR 目标范围或无法经常检测 INR 的患者。

最新证据表明[9]，在 1 年的随访观察中，相较于华法林，新型口服抗凝药物在心室血栓患者中的抗凝效果，血栓消退率更高，出血事件发生率更低。一项纳入 21 项研究，共 3057 例左心室血栓患者的荟萃分析显示，中位随访时间 12 个月，新型口服抗凝药物和华法林，在治疗左心室血栓的疗效和安全性，以及在全因死亡率、血栓消退和出血并发症方面无差异[10]。北京阜外医院梁岩教授的最新两项研究显示，左心室血栓患者进行利伐沙班治疗时的血栓消退率高（在第 12 周和第 6 周时，经超声确认的血栓消退率分别为 78.1% 和 66.1%），安全性可接受（出血事件发生率为 2.7%）[11]。与华法林相比，在治疗 3 个月时，新型口服抗凝药物的血栓消退率显著高于华法林[12]。以上提示我们，高出血风险的左心室血栓患者可以优先考虑使用新型口服抗凝药物进行治疗。

参考文献

[1]Becker AE, van Mantgem JP.Cardiac tamponade: a study of 50 hearts[J].Eur J Cardiol, 1975, 3(4): 349–358.

[2]Vargas-Barron J, Roldan FJ, Romero-Cardenas A, et al.Dissecting intramyocardial hematoma: clinical presentation, pathophysiology, outcomes and delineation by echocardiography[J].Echocardiography, 2009, 26(3): 254–261.

[3]Leitman M, Tyomkin V, Sternik L, et al.Intramyocardial dissecting hematoma: Two case reports and a meta-analysis of the literature[J].Echocardiography, 2018, 35(2): 260–266.

[4]Wilson JR, Marshall RJ, Shanbhag SM, et al.Multimodality imaging of a dissecting intramyocardial hematoma extending into the left atrial wall following myocardial infarction[J].Circulation, 2012, 126(23): e339–e341.

[5]Nikolsky E, Mehran R, Danga GD, et al.Outcomes of patients treated with triple antithrombotic therapy after primary percutaneous coronary intervention for ST-elevation myocardial infarction (from the Harmonizing Outcomes With Revascularization and Stents in Acute Myocardial Infarction[HORIZONS-AMI] trial)[J].Am J Cardiol, 2012, 109(6): 831–838.

[6]Jones DA, Wright P, Alizadeh MA, et al.The use of novel oral anticoagulants compared to vitamin K antagonists(warfarin)in patients with left ventricular thrombus after acute myocardial infarction[J].Eur Heart J Cardiovasc Pharmacother, 2021, 7(5): 398–404.

[7]Anton Camaj, Valentin Fuster, Gennaro Giustino, et al.Left Ventricular Thrombus Following Acute Myocardial Infarction: JACC State-of-the-Art Review[J].J Am Coll Cardiol, 2022, 79(10): 1010–1022.

[8]Glenn N.Levine, John W.McEvoy, James C.Fang, et al.Management of Patients at Risk for and With Left Ventricular Thrombus: A Scientific Statement From the

American Heart Association[J].Circulation, 2022, 146(15): e205–e223.

[9] Daniel A Jones, Paul Wright, Momin A Alizadeh, et al.The use of novel oral anticoagulants compared to vitamin K antagonists(warfarin)in patients with left ventricular thrombus after acute myocardial infarction[J].Eur Heart J Cardiovasc Pharmacother, 2021, 7(5): 398–404.

[10] Hilaryano da Silva Ferreira, Joana Lima Lopes, João Augusto, et al.Effect of direct oral anticoagulants versus vitamin K antagonists or warfarin in patients with left ventricular thrombus outcomes: A systematic review and meta-analysis[J].Rev Port Cardiol, 2023, 42(1): 63–70.

[11] Qing Y, Xin Q, Yang Z, et al.An exploratory study of effectiveness and safety of rivaroxaban in patients with left ventricular thrombus(R-DISSOLVE)[J].Journal of Thromb Thrombolysis, 2023, 55(4): 649–659.

[12] 杨晴, 梁岩, 权欣, 等.可获取新型抗凝药前后心室附壁血栓患者的临床特点及预后[J].中国循环杂志, 2022, 37: 1202–1207.

病例3

介入术后心脏损伤后综合征

一、病历摘要

患者男性，50岁，身高160cm，体重74kg，BMI 28.9。主因"胸痛11天，气促3天"于2022年4月30日收入我院。

现病史：患者11天前（2022年4月19日凌晨1点）睡眠中突发胸痛，为心前区持续性压榨样疼痛，向后颈部放射，持续近4小时未能缓解，至外院就诊。查肌钙蛋白I 1.623ng/ml，心电图示V_2～V_4导联ST段压低，诊断"急性非ST段抬高型心肌梗死"。急诊冠脉造影示：回旋支近段完全闭塞，前降支、右冠状动脉轻度狭窄。于回旋支行球囊扩张及冠状动脉内替罗非班注射，术后血流恢复TIMI 3级。住院期间予"阿司匹林、氯吡格雷"抗血小板等治疗，查肌钙蛋白I 74.478ng/ml↑（最高值），期间偶有气促，经治疗病情稳定后出院。出院后患者规律服用"阿司匹林、氯吡格雷、阿托伐他汀、美托洛尔缓释片、培哚普利"等药物治疗。3天前（2022年4月27日）患者开始夜间阵发性呼吸困难；2天前（2022年4月28日）日间日常活动时气促，为行进一步诊治就诊于我院。

既往史及个人史：否认高血压、糖尿病、高脂血症等病史，有长期大量吸烟史。个人史、婚育史、家族史无特殊。

入院前辅助检查：

1. 抽血化验

血常规：白细胞计数$11.81×10^9$/L↑，中性粒细胞绝对值$8.78×10^9$/L↑，血红蛋白108g/L↓，血小板计数$355×10^9$/L↑。

高敏肌钙蛋白I 1.375ng/ml↑，高敏肌钙蛋白T 0.687ng/ml↑，N末端B

型钠尿肽前体 369.7pg/ml ↑。

肝功能：总蛋白 61.9g/L，白蛋白 29.2g/L ↓，谷丙转氨酶 115U/L ↑，谷草转氨酶 60U/L ↑，余项目正常。

肾功能、电解质、凝血功能等结果正常。

2. 心电图　提示窦性心律，心率 72 次 / 分，下壁导联 Q 波形成（病例 3 图 1）。

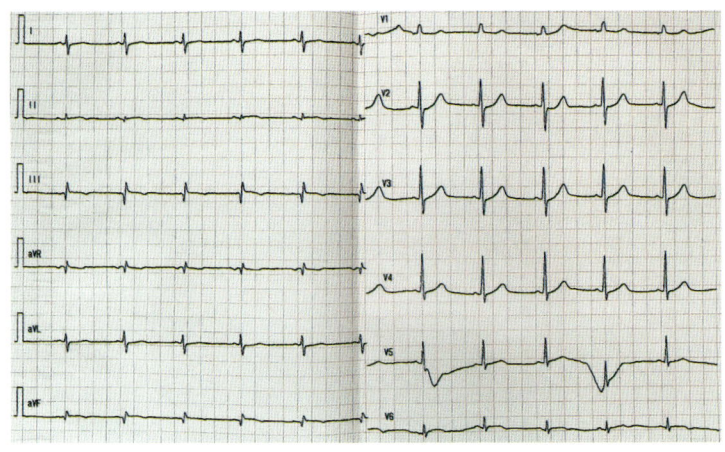

病例3图1　入院首份心电图

3. 床旁心脏超声　提示各房室腔内径正常范围，左心室下壁后壁基底段稍薄，运动减弱，心包内见液性回声，左心室后壁约 9mm，侧壁约 16mm，右心室前壁约 6mm（病例 3 图 2），LVEF 55%。

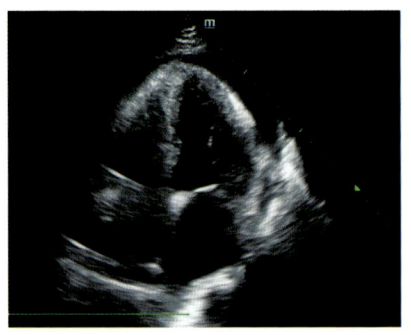

病例3图2　超声提示心包积液

入院查体： 体温36.5℃，脉搏72次/分，呼吸19次/分，血压105/66mmHg。神志清楚，颈静脉无怒张。双肺呼吸音粗，双肺底可闻及湿啰音，无胸膜摩擦音。心率72次/分，律齐，心音遥远，未闻及明显病理性杂音，无心包摩擦音。腹软，无压痛及反跳痛。双下肢中度水肿。

入院诊断：

冠状动脉粥样硬化性心脏病

  急性下后壁心肌梗死

  经皮冠状动脉球囊扩张术后

  心包积液可能性大

  心功能Ⅰ级（Killip分级）

低白蛋白血症

入院后辅助检查：

1. 抽血化验

血常规：白细胞计数 $10.80×10^9/L$ ↑，中性粒细胞绝对值 $7.53×10^9/L$ ↑，血红蛋白 100g/L ↓，血小板计数 $435×10^9/L$ ↑。

高敏肌钙蛋白 I 1.133ng/ml ↑，高敏肌钙蛋白 T 0.672ng/ml ↑，N末端B型钠尿肽前体 410.6pg/ml ↑。

超敏C反应蛋白 150.87mg/L ↑，白介素6 51.29pg/ml ↑，降钙素原 0.154ng/ml。血沉 99mm/h，D二聚体 5.16mg/L ↑。

肝功能：总蛋白 61.3g/L，白蛋白 31.9g/L ↓，谷丙转氨酶 107U/L ↑，谷草转氨酶 48U/L ↑，余项目正常。

血脂：总胆固醇 2.61mmol/L，甘油三酯 1.56mmol/L，高密度脂蛋白胆固醇 0.57mmol/L，低密度脂蛋白胆固醇 1.34mmol/L。

二便常规、电解质、糖化血红蛋白、甲状腺功能等结果正常。

2. 复查心脏超声　提示各房室腔内径正常范围，左心室下壁后壁基底段稍薄，运动减弱，心包液性回声稍有减少，左心室后壁约8mm，侧壁约15mm，右心室前壁约5mm，LVEF 50%。

3. 胸部CT平扫　提示两侧少量胸腔积液，并两肺下叶膨胀不全，纵隔内散在肿大淋巴结，中量心包积液（病例3图3）。

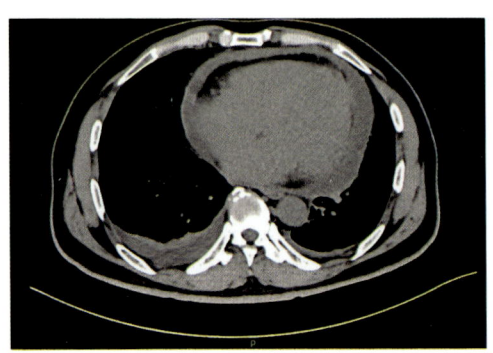

病例3图3　CT提示少量胸腔积液、中量心包积液

二、诊疗经过

患者急性下后壁心肌梗死诊断明确，外院造影提示回旋支近段完全闭塞，已行PTCA（经皮冠状动脉腔内血管成形术），但入院以胸闷、气促为主要表现，用回旋支单支病变难以解释，且N末端B型钠尿肽前体升高不明显，行冠状动脉CT成像检查提示回旋支及第1钝缘支中度狭窄，前降支、右冠状动脉及后降支轻度狭窄；肺动脉CT成像检查未见肺动脉及其分支栓塞。进一步行心脏磁共振检查提示符合缺血性心脏病，左室侧壁心肌梗死并存在微血管阻塞，左室整体收缩功能大致正常。心包弥漫强化，考虑心包炎活动期改变；心包少量积液。二尖瓣轻中度反流。右侧少量胸腔积液（病例3图4）。综合患者炎症指标升高、低蛋白血症等实验室检查结果，合并心包积液、胸腔积液、双下肢水肿，考虑"心肌损伤后综合征"可能性大。继续予阿司匹林肠溶片100mg、硫酸氢氯吡格雷75mg双联抗血小板、他汀等冠心病二级预防治疗，加用利尿抗心力衰竭，同时给予秋水仙碱0.5mg每日两次口服抗炎等处理。入院第12天复查心脏超声（2022年5月12日）提示心包积液基本吸收；第17天复查炎症指标好转，低蛋白血症改善，下肢水肿消退，心力衰竭症状改善，病情趋于相对稳定后于2022年5月18日出院。出院后继续服用上述药物。

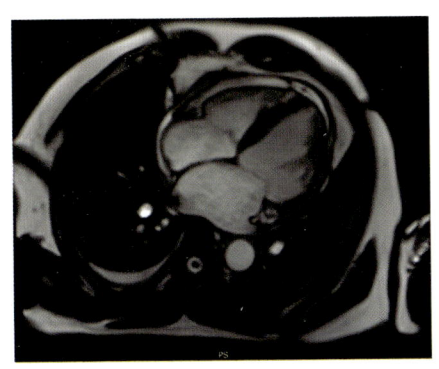

病例3图4 心脏磁共振提示心包弥漫强化,考虑心包炎活动期改变,心包少量积液

出院诊断:

冠状动脉粥样硬化性心脏病

  急性下后壁心肌梗死

  经皮冠状动脉球囊扩张术后

  急性心肌梗死后心包积液

  心肌损伤后综合征

  心功能Ⅰ级(Killip分级)

双侧胸腔积液

低白蛋白血症

随访: 患者出院16天(2022年6月3日)复诊,查体见心律绝对不齐,心室率波动在100～110次/分,心音强弱不等,余无其他阳性体征。复查高敏肌钙蛋白无异常,N末端B型钠尿肽前体977.6pg/ml↑。血常规:白细胞计数12.68×10^9/L↑,中性粒细胞绝对值9.20×10^9/L↑,血红蛋白126g/L↓,血小板计数315×10^9/L↑。超敏C反应蛋白111.96mg/L↑,血沉86mm/h↑。心电图提示心房颤动,心室率123次/分,下后壁导联Q波形成。心脏超声见左心室下后壁运动异常,左心扩大(左心房40mm,左心室舒张末径55mm),二尖瓣轻中度反流、三尖瓣轻度反流,心包积液(右房深约4mm、左心室侧壁深约4mm),左室收缩功能减低,LVEF 39%。

患者出院第17天(2022年6月4日)出现低热,体温最高37.8℃,第

2次住院。复查心脏超声（2022年6月4日）心包积液较前增多，结合患者此次症状、体征及辅助检查，考虑"心肌损伤后综合征"复发。入院后继续给予秋水仙碱抗炎、胺碘酮转律后维持窦性心律、冠心病二级预防等对症治疗。第22天（2022年6月9日）复查心脏超声提示心包积液较前明显减少，症状好转出院。出院后定期随诊，随访8个月，患者未再出现心房颤动、心包积液。整个过程患者心脏超声动态变化详见病例3图5。

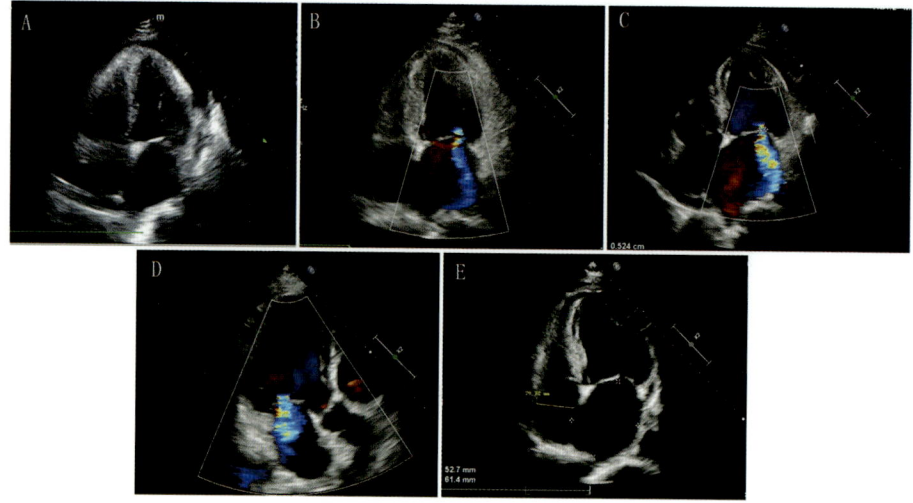

病例3图5　整个病程心脏超声的动态变化

A：2022年4月30日见少 - 中量心包积液；B：2022年5月12日未见心包积液；C：2022年6月9日见少量心包积液；D：2022年7月13日未见心包积液；E：2023年2月23日未见心包积液。

三、病例讨论

心脏损伤后综合征（post-cardiac injury syndrome，PCIS）是一个涵盖性术语，包括了Dressler综合征（心肌梗死后）、创伤后心包炎及心包切开后综合征等。有关PCIS的文献最早见于1953年，除了心肌梗死外，PCIS还可由心包切开术和钝性创伤以及对心脏的轻微损害引起，如冠状动脉介入、起搏器植入术或射频消融术。目前该综合征仍然是心脏手术后最常见的并发症之一（10%～50%）[1-3]。由于药物、器械和技术的进步，近年发生率显著减少。

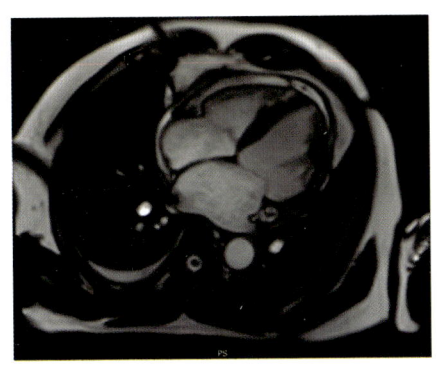

病例3图4 心脏磁共振提示心包弥漫强化，考虑心包炎活动期改变，心包少量积液

出院诊断：

冠状动脉粥样硬化性心脏病

 急性下后壁心肌梗死

 经皮冠状动脉球囊扩张术后

 急性心肌梗死后心包积液

 心肌损伤后综合征

 心功能Ⅰ级（Killip分级）

双侧胸腔积液

低白蛋白血症

随访： 患者出院16天（2022年6月3日）复诊，查体见心律绝对不齐，心室率波动在100～110次/分，心音强弱不等，余无其他阳性体征。复查高敏肌钙蛋白无异常，N末端B型钠尿肽前体977.6pg/ml↑。血常规：白细胞计数12.68×10^9/L↑，中性粒细胞绝对值9.20×10^9/L↑，血红蛋白126g/L↓，血小板计数315×10^9/L↑。超敏C反应蛋白111.96mg/L↑，血沉86mm/h↑。心电图提示心房颤动，心室率123次/分，下后壁导联Q波形成。心脏超声见左心室下后壁运动异常，左心扩大（左心房40mm，左心室舒张末径55mm），二尖瓣轻中度反流、三尖瓣轻度反流，心包积液（右房深约4mm、左心室侧壁深约4mm），左室收缩功能减低，LVEF 39%。

患者出院第17天（2022年6月4日）出现低热，体温最高37.8℃，第

2次住院。复查心脏超声（2022年6月4日）心包积液较前增多，结合患者此次症状、体征及辅助检查，考虑"心肌损伤后综合征"复发。入院后继续给予秋水仙碱抗炎、胺碘酮转律后维持窦性心律、冠心病二级预防等对症治疗。第22天（2022年6月9日）复查心脏超声提示心包积液较前明显减少，症状好转出院。出院后定期随诊，随访8个月，患者未再出现心房颤动、心包积液。整个过程患者心脏超声动态变化详见病例3图5。

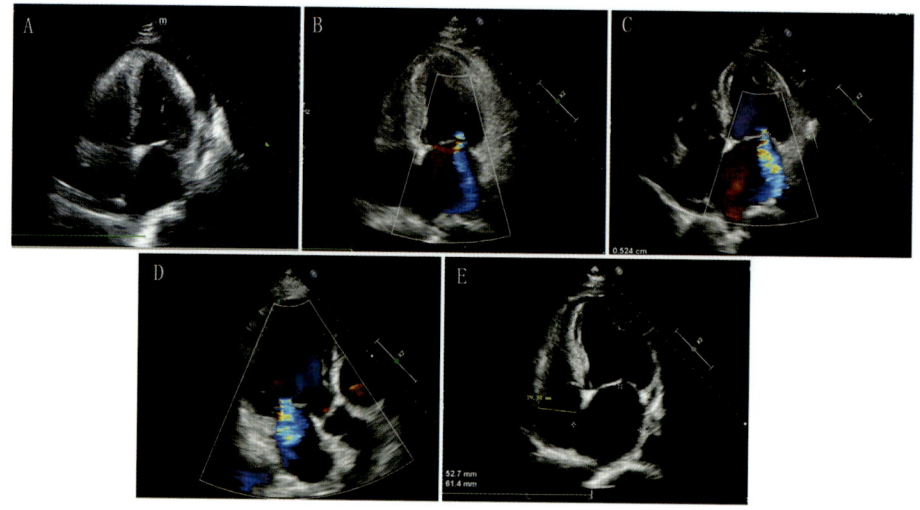

病例3图5　整个病程心脏超声的动态变化

A：2022年4月30日见少-中量心包积液；B：2022年5月12日未见心包积液；C：2022年6月9日见少量心包积液；D：2022年7月13日未见心包积液；E：2023年2月23日未见心包积液。

三、病例讨论

心脏损伤后综合征（post-cardiac injury syndrome，PCIS）是一个涵盖性术语，包括了Dressler综合征（心肌梗死后）、创伤后心包炎及心包切开后综合征等。有关PCIS的文献最早见于1953年，除了心肌梗死外，PCIS还可由心包切开术和钝性创伤以及对心脏的轻微损害引起，如冠状动脉介入、起搏器植入术或射频消融术。目前该综合征仍然是心脏手术后最常见的并发症之一（10%～50%）[1-3]。由于药物、器械和技术的进步，近年发生率显著减少。

相关研究显示，与冠状动脉介入治疗相关的PCIS发病率低于0.5%，与起搏器植入相关的发病率为1%～5%，心房颤动导管消融相关的发病率不超过1.5%[4]。

PCIS患者的症状一般在心脏损伤后2周或数月出现，也可能在数小时或数天出现，可反复发作。主要症状包括胸痛（约占80%）、心包积液（约占80%）、胸腔积液（约占60%）、呼吸困难（占50%～60%）和低热（占50%～60%），80%以上的病例存在炎症标志物（C反应蛋白和红细胞沉降率）升高[5-7]，其他临床表现包括低钠血症、不明原因贫血或心房颤动。查体阳性体征包括：心包摩擦音、胸膜摩擦音，提示出现心包炎，胸膜炎，或以心包炎、胸膜炎、肺炎三联征为主要表现。由于PCIS属于排他性诊断，临床诊断前需排除肺栓塞、急性冠脉综合征、肺炎、心力衰竭等疾病。尽管几乎所有的PCIS患者都有心包积液，但并非所有的心包积液患者都有症状或需要治疗。最近一项包含968例患者的研究显示，在永久性起搏器植入24小时后进行超声心动图检查，98例患者有一定程度的心包积液，而只有19例患者有症状，14例需要干预。其余79例患者仍无症状，不需要治疗，大多数患者在3个月后无心包积液[8]。

PCIS的发病机制尚不明确，既往研究显示炎症标志物水平升高常为PCIS发病的预测因子[9-10]。本病例中的炎症因子如白细胞计数、中性粒细胞计数、超敏C反应蛋白、血沉及白介素6均增高，或许能够部分解释了炎症参与PCIS的发生。但目前被广泛接受的假说是自身免疫性，即心脏损伤后引发心脏抗原释放入血液循环，高循环水平的抗原可诱导自身抗体，形成的免疫复合物沉积于心包、胸膜、肺和关节，进一步诱发心包积液、胸腔积液、肺实质性改变及关节腔积液的发生[3]。研究发现，心脏损伤程度并非与PCIS的发生直接相关，这一点支持该综合征免疫源性的发病机制。有研究表明，Dressler综合征患者的炎症标志物升高与PCI术导致的冠脉微血管功能障碍（coronary microvascular dysfunction，CMD）及随后的持续性局灶性心肌损伤有潜在的关联。既往研究显示心脏中性粒细胞激活以及促炎细胞因子的释放会对微血管内皮细胞、心包及胸膜间皮细胞造成损伤，这可能导致CMD、胸膜炎、心包炎，从而诱发 PCIS 的发生 [11]。个体的易感性也与 PCIS 的发生有关。此外，有学者观察到该综合征的发生存在季节性的变异，由此提示病毒感染也可能参与 PCIS 的发病。早期出现的 PCIS 与两个过程相关：①病毒感染和心包积血；②原来存在的抗原刺激，再次接触后即使很小的刺激也能引起 PCIS。比如冠状动脉慢性阻塞性（CTO）病变，曾经损伤抗原刺激，开通 CTO 后可能早期出现 PCIS。

2015 年 ESC 指南的诊断标准包括 5 条：①没有其他原因的发热；②心包或者胸膜的疼痛；③心包或者胸膜摩擦音；④心包积液证据；⑤胸膜腔积液证据并伴有 CRP 增高。本病例患者急性心肌梗死经皮冠状动脉球囊扩张术后数天可见心包积液、胸腔积液、炎症标志物升高、低蛋白血症，肺动脉 CTA 除外肺栓塞，经复习外院冠脉介入动态影像资料，以及复查冠状动脉 CT 成像除外冠状动脉穿孔、主动脉夹层等，考虑符合 PCIS 诊断。

PCIS 需与以下疾病相鉴别：

1. 急性心肌梗死后反应性心包炎　①多发生在前壁心肌梗死、透壁性心肌梗死及心力衰竭患者；②多于心肌梗死后 24~72 小时出现；③临床表现为非缺血性胸痛；④心包摩擦音多在胸痛后 36 小时出现，局限和持续时间短暂，平均 2 天左右；⑤心包少量积液，一般不出现心脏压塞；⑥不伴有胸膜炎、肺炎；⑦心电图无典型心包炎 ST-T 样改变。

2. 心脏手术并发症　所有接受心脏手术治疗的患者均应除外手术并发症所致的心包积液。但此类患者多仅表现为心包积液，而无其他全身表现或其他浆膜腔积液表现；且手术相关的心包积液多在术后即刻或短时间内出现，而本病多在心脏损伤 2 周后出现。

PCIS 治疗措施包括：①减少心肌损伤：目前本病尚无预防方法。有研究认为通过早期再灌注减少心肌梗死面积可以降低本病的发病率；也有研究提示大剂量 ACEI 或 β 受体阻滞剂可以减少循环中的细胞因子，可能对于减少非特异性心肌损伤有益；②药物治疗：以秋水仙碱、非甾体抗炎药和激素为主；③心包穿刺：如有心脏压塞症状，可行心包穿刺抽液。我们给患者予秋水仙碱抗炎后复查心脏超声示心包积液基本吸收，近 20 天后复查超声提示心包积液复发也支持 PCIS 诊断。本病例中患者低蛋白血症，PCIS 导致低蛋白血症的可能机制包括：首先，大量心肌坏死物质以及为应答应激反应而在体内产生各种大量的细胞因子随血液循环进入肝脏并损伤肝细胞影响白蛋白合成；其次，严重应激反应状态下机体耗能增加均可导致 ALB 浓度降低；此外，在炎症状态下，不稳定斑块破裂产生肿瘤坏死因子、IL-1、IL-6 等炎症介质作用于肝细胞抑制白蛋白 mRNA 的表达，使白蛋白合成降低，最终导致低白蛋白血症[12]。急性心肌梗死患者白蛋白越低，则炎症标志物越高，机体炎症状态越明显，也进一步促成了 PCIS。本病有自限性，预后良好，可反复发作，但不增加急性心肌梗死的病死率。

综上，本病例提醒临床医生，急性心肌梗死患者经皮冠脉介入术后出现心包积液、胸腔积液应考虑 PCIS 的可能性，当遇到有本病例类似表现的患者时，应保持高度警觉，积极完善相关辅助检查，做到对患者的早识别、早诊断和早治疗，并定期进行复查，以改善其预后。

参考文献

[1] Gao Y, Bishopric NH, Chen HW, et al.Post-cardiac injury syndrome in acute myocardial infarction patients undergoing PCI: a case report and literature review[J].BioMed Central, 2018, 18(1): 1-5.

[2] Adler Y, Charron P, mazio M, et al.2015 ESC Guidelines for the Diagnosis and Management of Pericardial Diseases[J].Revista Espanola de Cardiologia, 2015, 68(12): 1126.

[3] Jaworska-Wilczynska M, Abramczuk E, Hryniewiecki T.Clinical quiz postcardiac injury syndrome(part II)[J].Medical science monitor: international medical journal of experimental and clinical research, 2012, 18(2): CQ1-CQ3.

[4] Imazio M, Hoit BD.Post-cardiac injury syndromes.An emerging cause of pericardialdiseases[J].Int J Cardiol, 2013, 168(2): 648-652.

[5] Verma BR, Chetrit M, Iii J, et al.Multimodality imaging in patients with post-

cardiac injury syndrome[J].Heart, 2020, 106(9): 639–646.

[6]Gorla R, Erbel R, Eagle KA, et al.Systemic inflammatory response syndromes in the era of interventional cardiology[J].Vasc Pharmacol, 2018, 107: 53–66.

[7]Naito H, Nojima T, Fujisaki N, et al.Therapeutic strategies for ischemia reperfusion injury in emergency medicine[J].Acute Med Surg, 2020, 7(1): e501.

[8]Ohlow MA, Lauer B, Brunelli M, et al.Incidence and predictors of pericardial effusion after permanent heart rhythm device implantation: prospective evaluation of 968 consecutive patients[J].Circulation Journal Official Journal of the Japanese Circulation Society, 2013, 77(4): 975–981.

[9]Imazio M, Hoit BD.Post-cardiac injury syndromes.An emerging cause of pericardialdiseases[J].Int J Cardiol, 2013, 168(2): 648–652.

[10]Ohlow MA, Lauer B, Brunelli M, et al.Incidence and predictors of pericardial effusion after permanent heart rhythm device implantation: prospective evaluation of 968 consecutive patients[J].Circulation Journal Official Journal of the Japanese Circulation Society, 2013, 77(4): 975–981.

[11]Puhl SL, Steffens S.Neutrophils in Post-myocardial Infarction Inflammation: Damage vs.Resolution？[J].Frontiers in Cardiovascular Medicine, 2019, 6: 25.

[12]邓次妮, 沈潞华.急性心肌梗死患者白蛋白水平的变化及其意义的临床研究[J].北京医学, 2006, 28(6): 331–333.

病例 4

急性心肌梗死合并结核感染

一、病历摘要

患者男性，32 岁，身高 170cm，体重 70kg，BMI 24.2。主因"反复胸痛 5 个月，再发加重 17 小时"于 2023 年 5 月 17 日收入我院。

现病史：患者 5 个月前（2023 年 1 月）出现运动后胸痛，伴胸闷，每次持续时间不定，经休息可缓解，不伴发热、咳嗽、咳痰、恶心、呕吐、头晕、头痛等，患者未予重视，未至医院进一步检查诊治。17 小时前（2023 年 5 月 16 日 12：00）患者再次出现胸痛，程度较前加重，伴胸闷、汗出，向左上肢放射，至当地医院就诊，初诊查肌酸激酶、心脏超声等未见异常（具体报告未见）。心电图提示多导联 ST 段压低，aVR 导联 ST 段抬高（病例 4 图 1）。冠状动脉造影提示冠状动脉多支病变，建议行冠状动脉旁路移植手术治疗。患者为进一步诊治转至我院，至我院时患者胸痛已经缓解，遂收入院。

既往史及个人史：既往体健，2 年前体检胸片未见异常，无烟酒嗜好，为五金厂工人。此次发病前一天曾出现高热，体温最高达 39℃。余无特殊。

入院前辅助检查：

1. 外院心电图 提示窦性心动过速，心率 139 次 / 分，多导联 ST 段压低，aVR 导联 ST 段抬高（病例 4 图 1）。

2. 外院冠状动脉造影 提示右冠状动脉狭窄 20% ~ 99%，后降支近段闭塞；左主干 30% 狭窄，前降支全程弥漫狭窄 30% ~ 90%，第二对角支 50% ~ 60%，回旋支闭塞，第一钝缘支 99% 狭窄（病例 4 图 2）。

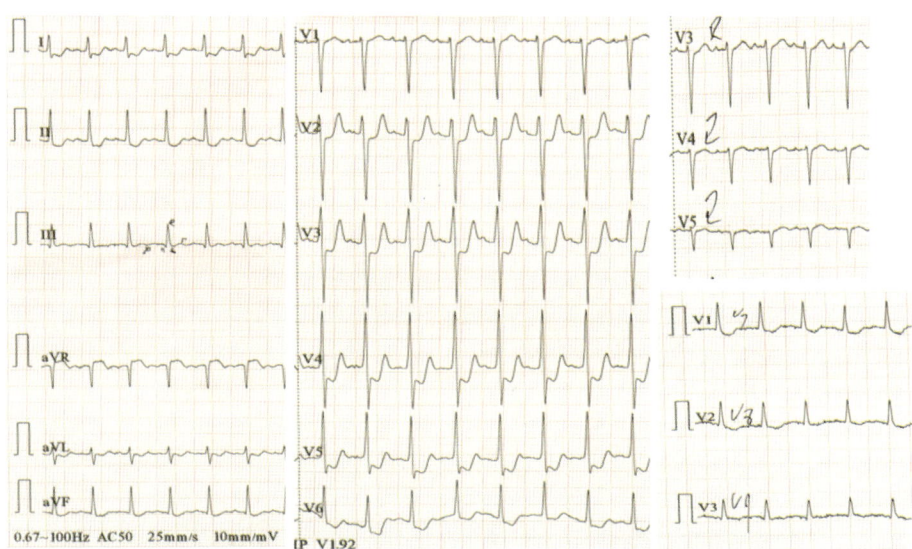

病例4图1　心电图提示多导联ST段压低，aVR导联ST段抬高

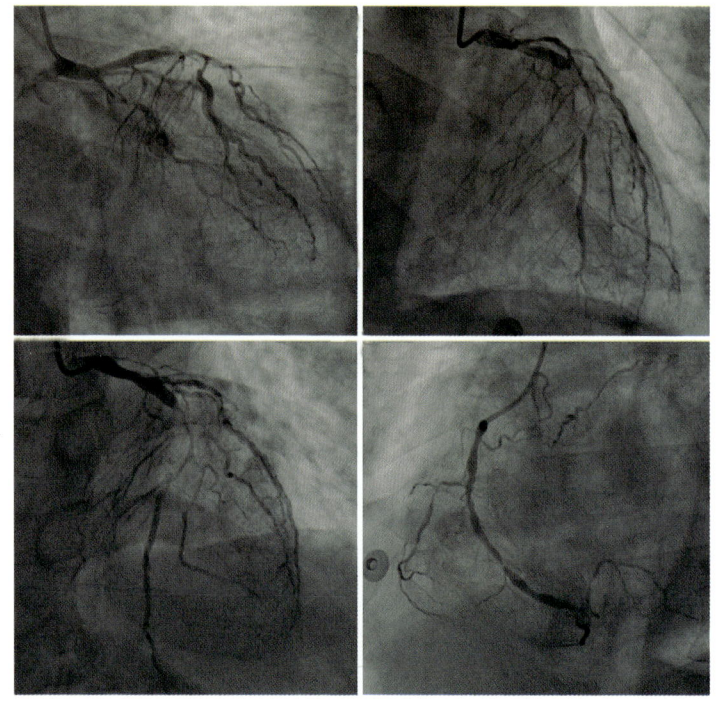

病例4图2　外院冠状动脉造影

3. 我院急诊抽血化验

血常规：白细胞计数 11.98×10^9/L↑，中性粒细胞百分比 80.7%↑，血红蛋白 132g/L↓，血小板计数 460×10^9/L。

超敏 C 反应蛋白 219.09mg/L↑。N 末端 B 型钠尿肽前体 4362pg/ml↑。高敏肌钙蛋白 T 2.002ng/ml↑，高敏肌钙蛋白 I 27.779ng/ml↑。

4. 我院急诊心电图　提示窦性心动过速，心率 139 次/分（病例 4 图 3）。

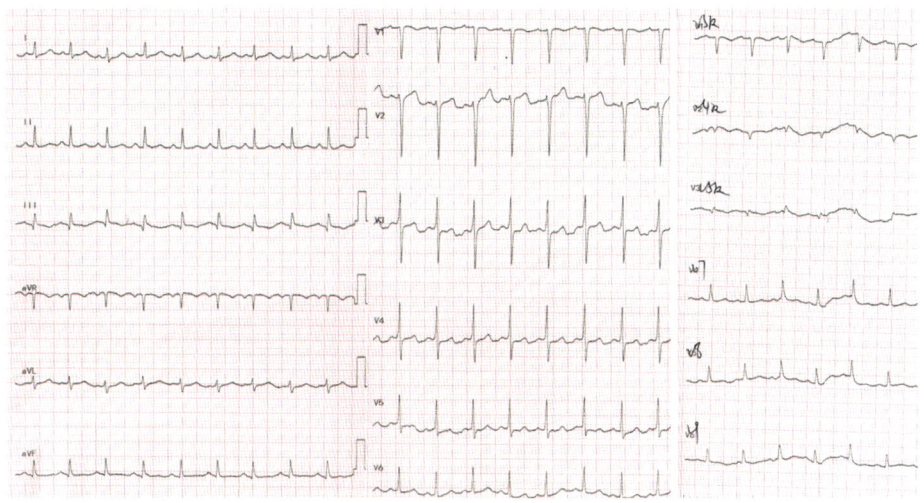

病例4图3　至我院时患者胸痛已缓解

5. 我院急诊床旁心脏超声　提示各心腔大小正常，心包腔内未见液性回声，各瓣膜结构及活动未见异常，多普勒检查未见异常血流信号，左心室前壁、室间隔心尖段及部分中段运动减弱，未见矛盾运动，LVEF 48%。

入院查体：体温 37.4 ℃，脉搏 95 次/分，呼吸 20 次/分，血压 107/63mmHg。神清，颈静脉无怒张。双下肺呼吸音减弱，叩诊浊音。心界不大，心律齐，未闻及明显杂音。腹软无压痛。双下肢无水肿。

入院诊断：

冠状动脉粥样硬化性心脏病

　急性非 ST 段抬高型心肌梗死

　　心功能Ⅰ级（Killip 分级）

肺部感染

双侧胸腔积液

入院后辅助检查：

1．抽血化验

动脉血气：酸碱度 7.53，动脉血氧分压 74mmHg（吸入氧浓度 21%），二氧化碳分压 29mmHg↓，碱剩余 2.3mmol/L，乳酸 1.2mmol/L↑。

血常规：白细胞计数 8.95×10^9/L，中性粒细胞百分比 69.4%，血红蛋白 130g/L↓，血小板计数 432×10^9/L。

超敏 C 反应蛋白 197.91mg/L↑。血沉 97mm/h↑。降钙素原 0.09ng/ml。

N 末端 B 型钠尿肽前体 1335pg/ml↑。高敏肌钙蛋白 T 5.181ng/ml↑，高敏肌钙蛋白 I 11.335ng/ml↑。

血脂：总胆固醇 4.66mmol/L，甘油三酯 1.46mmol/L，高密度脂蛋白胆固醇 0.8mmol/L，低密度脂蛋白胆固醇 2.98mmol/L。

二便常规、肝肾功能、电解质、血糖、降钙素原、凝血功能、甲状腺功能等未见明显异常。

2．床旁胸片　提示心影圆隆，主动脉迂曲、增宽，双侧胸腔积液并感染（病例4图4）。

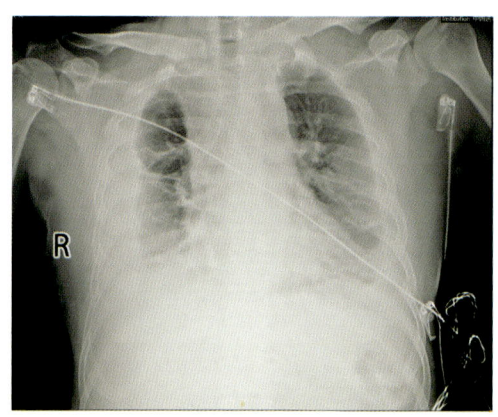

病例4图4　胸片提示双侧胸腔积液并感染

3. 复查心脏超声　提示左室前壁、室间隔心尖段及部分终端运动减弱，未见矛盾运动，余室壁运动尚可。LVEF 50%。

二、诊疗经过

根据患者的症状、心电图（胸痛发作时及胸痛缓解时对比）、心脏超声及外院冠状动脉造影结果，急性非ST段抬高型心肌梗死诊断明确，予阿司匹林及替格瑞洛双抗血小板治疗，并抗凝、降脂、扩冠、改善预后等药物治疗。由于患者肺部感染诊断明确，初始予哌拉西林他唑巴坦抗感染治疗，以及对症处理，并完善痰培养，动态监测炎症指标。但患者体温反复，仍有间断发热，体温最高达38.1℃（病例4图5）。

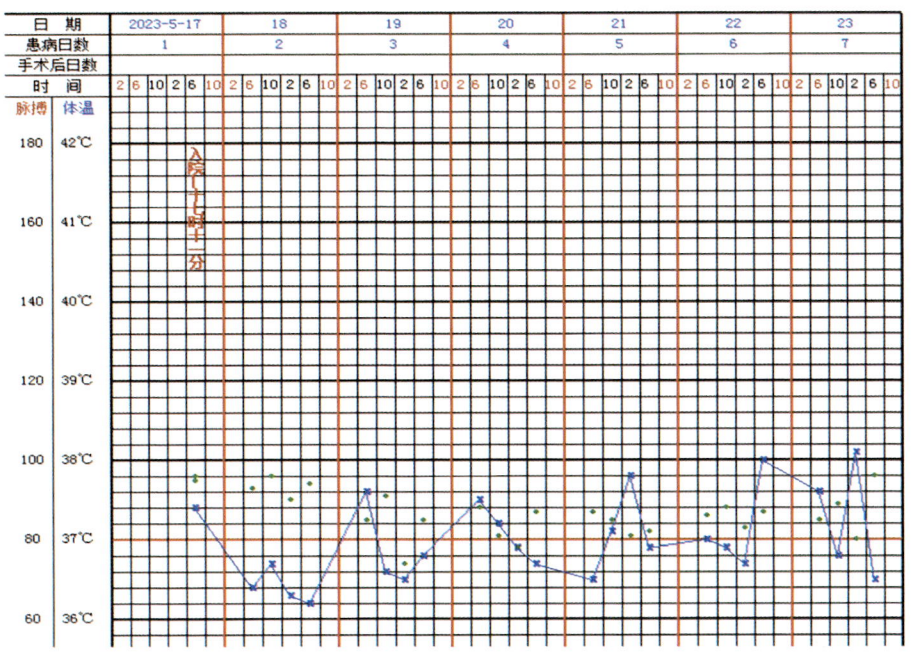

病例4图5　患者入院7天的体温曲线

期间进一步行胸片CT平扫提示双肺多发包裹性胸腔积液，胸膜增厚，双肺膨胀不全伴多发炎症（病例4图6）。我们进一步追问患者病史，告知自2022年底开始反复咳嗽2个月，近半年体重减少10kg。因此请外院呼吸科会诊，考虑结核性胸膜炎，遂停抗生素治疗，予抗诊断性结核治疗，具体方案为：异烟肼 0.3g 1 次 / 日，利福平 0.45g 1 次 / 日，乙胺丁醇 0.75g 1 次 / 日，吡嗪酰胺 0.5g 3 次 / 日。并继续监测体温，完善结核相关检查。2023 年 5 月 26 日 T-SPOT 结果回报阳性。经抗结核治疗后，患者体温逐渐恢复正常。由于存在冠状动脉旁路移植手术治疗禁忌，我院外科建议密切随访，内科药物治疗为主，待病情稳定后再评估手术指征。

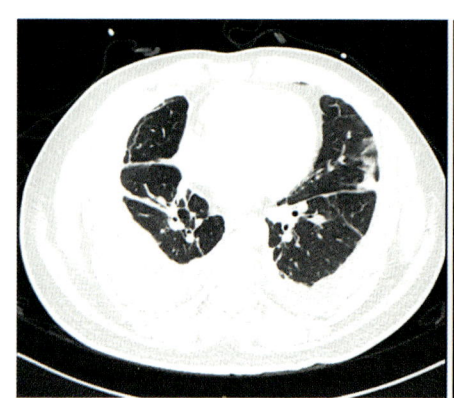
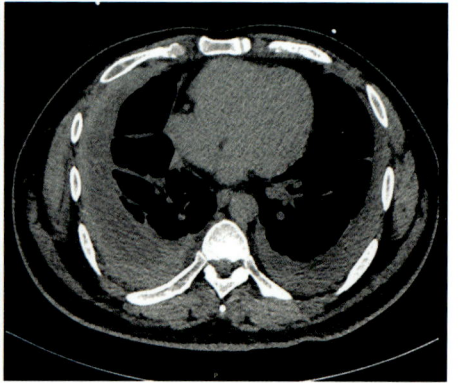

病例4图6　胸部CT平扫

出院诊断：

冠状动脉粥样硬化性心脏病
　　急性非 ST 段抬高型心肌梗死
　　心功能 Ⅰ 级（Killip 分级）
高尿酸血症
结核性胸膜炎（可能性大）
双侧胸腔积液
低蛋白血症

随访：电话随访，目前患者在规律抗结核治疗，冠心病药物方面"铝镁匹林 81mg 1 次 / 日、替格瑞洛 90mg 2 次 / 日、瑞舒伐他汀 10mg 每晚、比索洛尔 5mg 1 次 / 日、培哚普利 4mg 1 次 / 日"，至随访日未再发心绞痛及心力衰竭症状。

三、病例讨论

结核仍然是值得关注的全球性公共卫生问题之一。据世界卫生组织统计，过去 20 年间，虽然结核的发病率及死亡率呈总体下降趋势，但新型冠状病毒大流行期间，结核的死亡率呈反弹趋势（病例4图7）。关于结核对心脏的影响，早在 20 世纪初开始有现代文献报道，20 世纪 50 年代起有文献报道结核分枝杆菌可引起冠状动脉瘤、冠状动脉炎等[1, 2]。

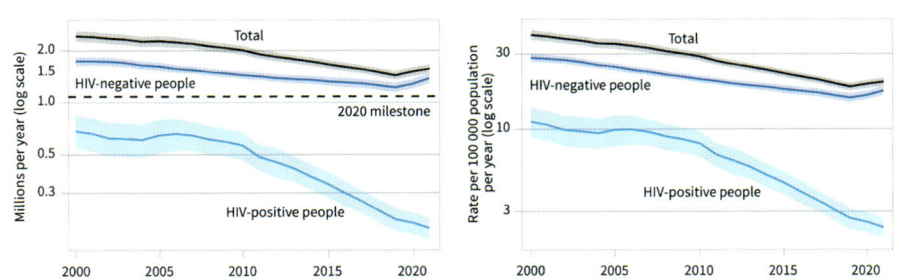

病例4图7　结核的估计死亡人数（左）和死亡率（右）的全球趋势

其中深、浅蓝线为是否合并 HIV 感染的结核患者人群。

尽管结核分枝杆菌感染主要引起肺部疾病，但它可以影响身体的任何器官，并经常表现为心脏受累。除中枢神经系统外，心血管受累是肺结核最常见的肺外表现之一。正常人群中，常见心血管受累表现为心包炎、心肌炎和主动脉炎，发病率分别为 2%~5%、0.14%~2% 和 0.3%。但在艾滋病人群，结核性心包炎的发病率可高达 85% 以上[3]。在临床实践中，大家更为所熟知的是结核与缩窄性心包炎的联系。但是，冠状动脉疾病和心肌结核瘤也是心脏受累表现之一[4]。本例患者属于急性心肌梗死合并结核性胸膜炎，患者没有明显心血管危险因素，结核感染或许是导致心肌梗死发病的因素。

结核和缺血性冠状动脉疾病在发展中国家都很常见，事实上多个回顾性研究显示，结核与心肌梗死存在一定的相关性，结核患者急性心肌梗死的发病率明显高于非结核患者[5, 6]。推测其中可能的机制包括：一方面与慢性炎症反应有关，即潜伏感染后释放细胞因子和趋化因子的细胞介导的免疫激活；另一方面是慢性感染后自身免疫过程的启动，产生抗分枝杆菌热休克蛋白-65（HSP65）的抗体，这引起了与人HSP65的交叉反应，导致内皮损伤并刺激动脉粥样硬化形成[7]。动物模型研究表明，HSP65抑制会影响IL-10和对氧磷酶-1的活性，而干扰素-γ的表达、髓过氧化物酶活性和高密度脂蛋白炎症指数往往会增加，导致全身性动脉粥样硬化和主动脉粥样硬化[8]。最近的研究显示，即使潜伏性结核与外周动脉粥样硬化相关[9]。

目前结核合并心血管受累的治疗推荐有限。对于合并心肌梗死的情况，缺乏标准治疗或指南推荐药物方案。他汀类药物在结核感染患者的治疗中具有有益的作用，或许可作为标准治疗的辅助药物[10, 11]。规范的抗结核治疗，能够改善患者的临床状态，但在用药过程中，需要密切关注抗结核药的心脏毒性，如乙胺丁醇可引起心肌炎。而用于治疗耐多药结核病的二线药物，贝达喹啉和德拉马尼可能会导致与QT间期延长相关的致命性心律失常。

参考文献

[1] Jacobs HD, Elliott GA.Cardiac ventricular aneurysm in South Africa[J].Acta Med Scand Suppl, 1955, 306: 84–95.

[2] Kinare SG, Bhatia BI.Tuberculous coronary arteritis with aneurysm of the ventricular septum[J].Chest, 1971, 60(6): 613–616.

[3] Lopez-Lopez JP, Posada-Martinez EL, Saldarriaga C, et al.Tuberculosis and the Heart[J].J Am Heart Assoc, 2021, 10(7): e19435.

[4] Marcu D, Adam CA, Mitu F, et al.Cardiovascular Involvement in Tuberculosis: From Pathophysiology to Diagnosis and Complications–A Narrative Review[J].Diagnostics (Basel), 2023, 13(3): 432.

[5] Huaman MA, Kryscio RJ, Fichtenbaum CJ, et al.Tuberculosis and risk of acute myocardial infarction: a propensity score-matched analysis[J].Epidemiol Infect, 2017, 145(7): 1363–1367.

[6] Huaman MA, Ticona E, Miranda G, et al.The Relationship Between Latent

Tuberculosis Infection and Acute Myocardial Infarction[J].Clin Infect Dis, 2018, 66(6): 886–892.

[7]Khoufi E.Association between latent tuberculosis and ischemic heart disease: a hospital-based cross-sectional study from Saudi Arabia[J].Pan Afr Med J, 2021, 38: 362.

[8]Sun H, Shen J, Liu T, et al.Heat shock protein 65 promotes atherosclerosis through impairing the properties of high density lipoprotein[J].Atherosclerosis, 2014, 237(2): 853–861.

[9]Michira BN, Alkizim FO, Matheka DM.Patterns and clinical manifestations of tuberculous myocarditis: a systematic review of cases[J].Pan Afr Med J, 2015, 21: 118.

[10]Li X, Sheng L, Lou L.Statin Use May Be Associated With Reduced Active Tuberculosis Infection: A Meta-Analysis of Observational Studies[J].Front Med(Lausanne), 2020, 7: 121.

[11]Guerra-De-Blas P, Torres-Gonzalez P, Bobadilla-Del-Valle M, et al.Potential Effect of Statins on Mycobacterium tuberculosis Infection[J].J Immunol Res, 2018, 2018: 7617023.

病例 5

孤立性右心室梗死致胸前导联ST段抬高

一、病历摘要

患者男性，59岁，身高165cm，体重61kg，BMI 22.4。主因"发作性胸痛6天"于2022年10月29日入院。

现病史：患者6天前（2022年10月23日）无明显诱因出现胸痛，为心前区及胸骨后钝痛，伴全身大汗，无放射痛，无明显呼吸困难、头晕、晕厥，持续30分钟左右，就诊当地医院。查心电图提示下壁导联ST段抬高（具体报告未见），肌钙蛋白阳性（具体数值不详），诊断急性下壁心肌梗死。行急诊冠脉造影提示三支病变，前降支近段狭窄85%，回旋支狭窄85%，右冠弥漫狭窄85%~95%（病例5图1），建议介入治疗，患者拒绝，经药物治疗后（具体用药不详）未再发胸闷、胸痛。现就诊我院，拟"急性下壁心肌梗死"收入我院。

既往史及个人史：糖尿病18年，规律使用胰岛素＋口服降糖药物降糖治疗，血糖控制情况不详。长期大量吸烟史20年，已戒烟8年。余无特殊。

入院前辅助检查：外院冠状动脉造影见病例5图1。

入院查体：体温36.5℃，脉搏81次/分，呼吸19次/分，血压134/77mmHg。神清，查体合作，颈软，颈静脉无怒张。双侧瞳孔等大等圆，对光反射灵敏。全身浅表淋巴结未触及。双肺呼吸音清晰，未闻及干湿性啰音。心率81次/分，心音有力，心律齐，未闻及病理性杂音及附加音。腹平软，全腹无压痛反跳痛，肝脾肋下未触及，双侧肾区无叩击痛。双下肢无水肿。

病例 5 孤立性右心室梗死致胸前导联 ST 段抬高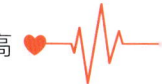

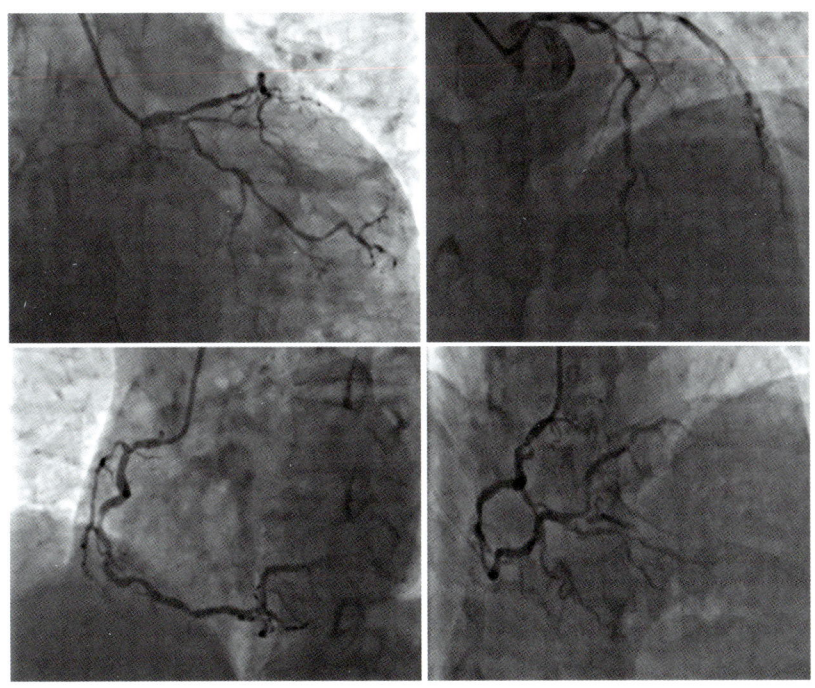

病例5图1　外院冠状动脉造影

入院诊断：

冠状动脉粥样硬化性心肌病

　　急性下壁心肌梗死

　　心功能 I 级（Killip 分级）

2 型糖尿病

入院后辅助检查：

1. 抽血化验

肾功能：肌酐 81μmol/L，尿酸 233μmol/L，估测肾小球滤过率为 80ml/（min·1.73m^2）。

血脂：总胆固醇 3.52mmol/L，甘油三酯 0.71mmol/L，高密度脂蛋白胆固醇 0.96mmol/L，低密度脂蛋白胆固醇 2.28μmol/L。

空腹血糖：10.03mmol/L ↑，糖化血红蛋白 10.32% ↑。

高敏肌钙蛋白 I 2.171ng/ml ↑，高敏肌钙蛋白 T 0.142ng/ml ↑，N 末端 B

型钠尿肽前体76pg/ml。

血常规、二便常规、电解质、血沉、凝血功能、甲状腺功能等结果正常。

2. 心电图　提示窦性心律，心率90次/分，正常心电图（病例5图2）。

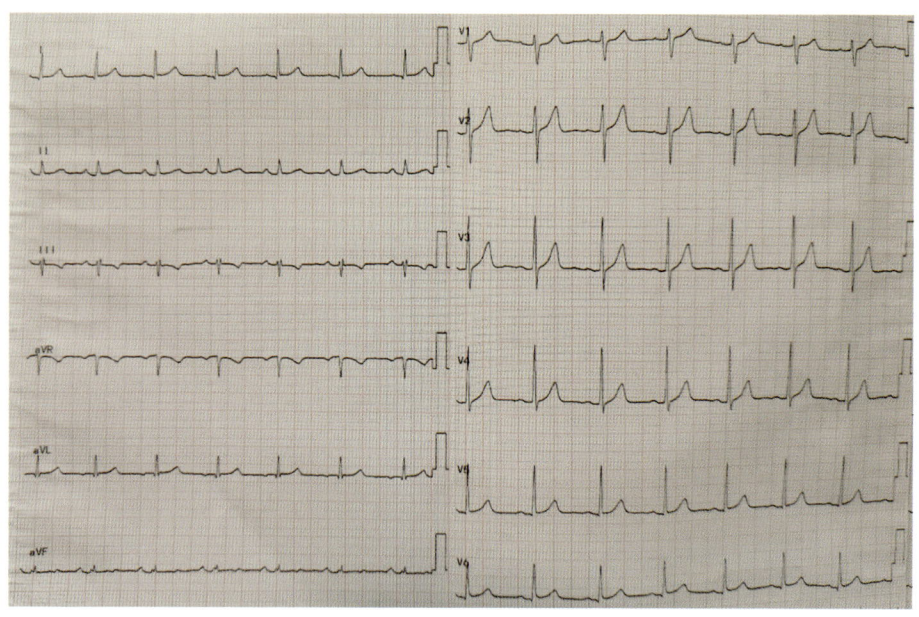

病例5图2　入院心电图

3. 心脏超声　提示左室下壁变薄，运动减弱，左室整体收缩功能未见异常，LVEF 59%。

4. 胸片　提示两肺纹理大致正常，两侧肋膈角清晰，心影不大，主动脉硬化。

二、诊疗经过

入院后予"阿司匹林、替格瑞洛、瑞舒伐他汀、美托洛尔、胰岛素"药物治疗，2022年11月2日对右冠状动脉行介入治疗，于右冠状动脉近段植入支架2枚（Resolute 3.5mm×16mm、Firebird 3.5mm×13mm），复查造影见右室支丢失（病例5图3）。术中患者曾出现持续剧烈胸痛，术后稍有改善，

病例5 孤立性右心室梗死致胸前导联ST段抬高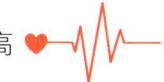

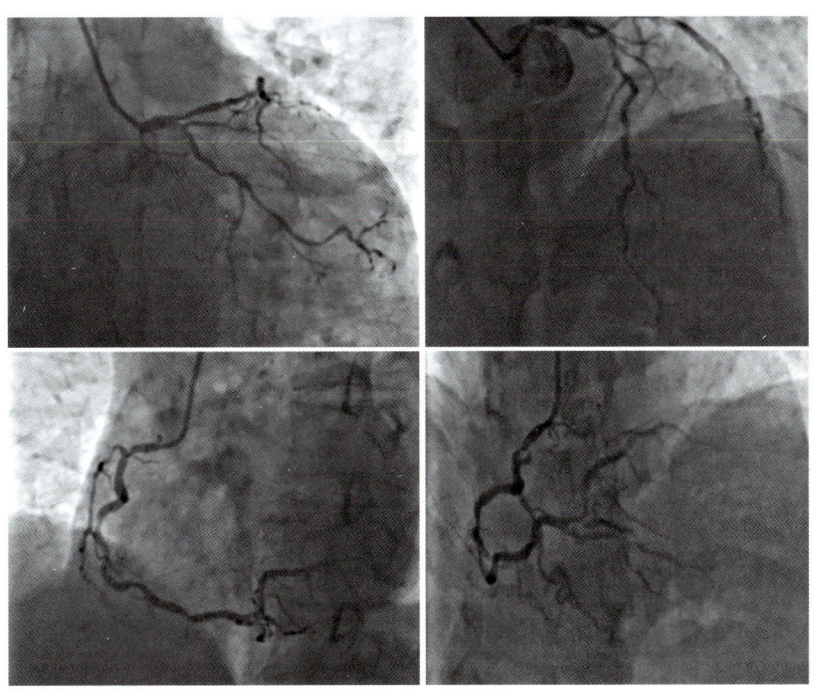

病例5图1 外院冠状动脉造影

入院诊断：

冠状动脉粥样硬化性心肌病

　　急性下壁心肌梗死

　　心功能Ⅰ级（Killip分级）

2型糖尿病

入院后辅助检查：

1. 抽血化验

肾功能：肌酐81μmol/L，尿酸233μmol/L，估测肾小球滤过率为80ml/（min·1.73m²）。

血脂：总胆固醇3.52mmol/L，甘油三酯0.71mmol/L，高密度脂蛋白胆固醇0.96mmol/L，低密度脂蛋白胆固醇2.28μmol/L。

空腹血糖：10.03mmol/L↑，糖化血红蛋白10.32%↑。

高敏肌钙蛋白Ⅰ 2.171ng/ml↑，高敏肌钙蛋白T 0.142ng/ml↑，N末端B

型钠尿肽前体 76pg/ml。

血常规、二便常规、电解质、血沉、凝血功能、甲状腺功能等结果正常。

2. 心电图　提示窦性心律，心率 90 次 / 分，正常心电图（病例 5 图 2）。

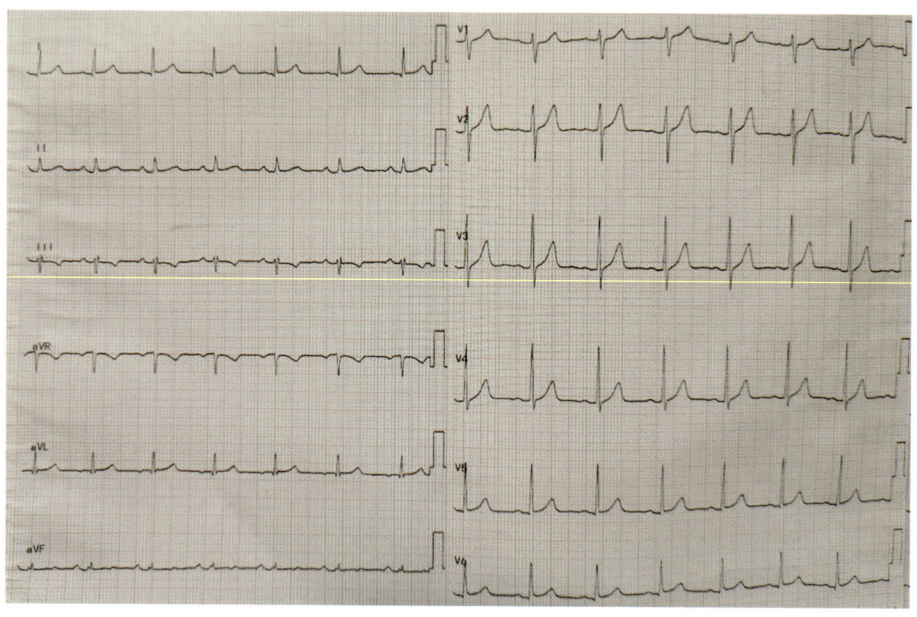

病例5图2　入院心电图

3. 心脏超声　提示左室下壁变薄，运动减弱，左室整体收缩功能未见异常，LVEF 59%。

4. 胸片　提示两肺纹理大致正常，两侧肋膈角清晰，心影不大，主动脉硬化。

二、诊疗经过

入院后予"阿司匹林、替格瑞洛、瑞舒伐他汀、美托洛尔、胰岛素"药物治疗，2022 年 11 月 2 日对右冠状动脉行介入治疗，于右冠状动脉近段植入支架 2 枚（Resolute 3.5mm × 16mm、Firebird 3.5mm × 13mm），复查造影见右室支丢失（病例 5 图 3）。术中患者曾出现持续剧烈胸痛，术后稍有改善，

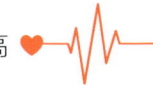

病例5 孤立性右心室梗死致胸前导联ST段抬高

术后30分钟复查心电图较术前未见明显变化（病例5图4）。术后1小时，患者突发意识丧失，呼之不应，心电监护示心室颤动（病例5图5），予心肺复苏及电除颤后意识恢复，患者仍诉胸痛，程度较前未见加剧。随后复查心电图提示 $V_1 \sim V_4$ 导联ST段明显抬高（病例5图4）。再次紧急复查冠状动脉造影未发现新发冠状动脉严重病变（病例5图6）。术后多次复查心电图发现前壁导联有动态变化，但未见T波倒置，R波未见改变（病例5图4）。多次复查心脏超声仅见下壁运动减弱，较前未见变化，未见前壁、右室运动减弱，LVEF 60%。予继续铝镁匹林81mg 1次/日，替格瑞洛90mg 2次/日，瑞舒伐他汀20mg每晚，美托洛尔缓释片23.75mg 1次/日，胰岛素皮下注射控制血糖（三餐前＋睡前）；加用依诺肝素0.4ml 1次/12小时，胺碘酮（150mg负荷，1mg/min静脉泵入，6小时后改为0.5mg/min）持续12小时后，改为胺碘酮200mg 3次/日口服。患者胸痛缓解，未见室性心动过速、心室颤动发作。住院期间患者肌钙蛋白的变化趋势见病例5图7。出院前末次复查心脏超声提示左室下壁基底段运动稍减弱，余室壁运动未见异常，LVEF 62%。

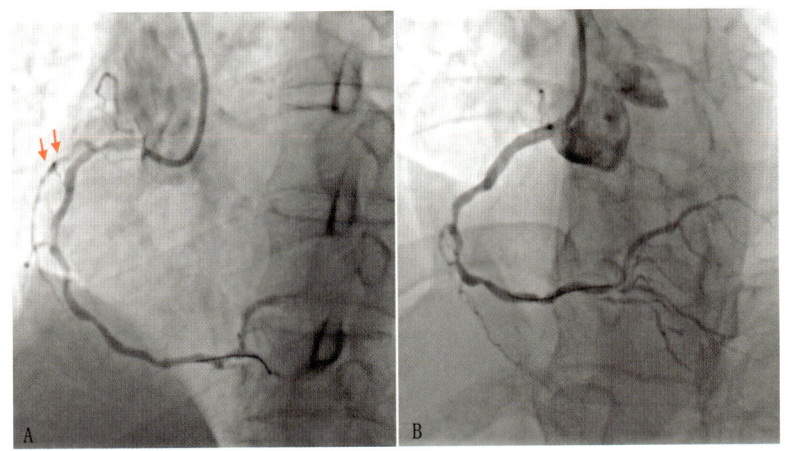

病例5图3　支架置入后复查造影见右室支丢失（箭头所示）

A：术前；B：术后。

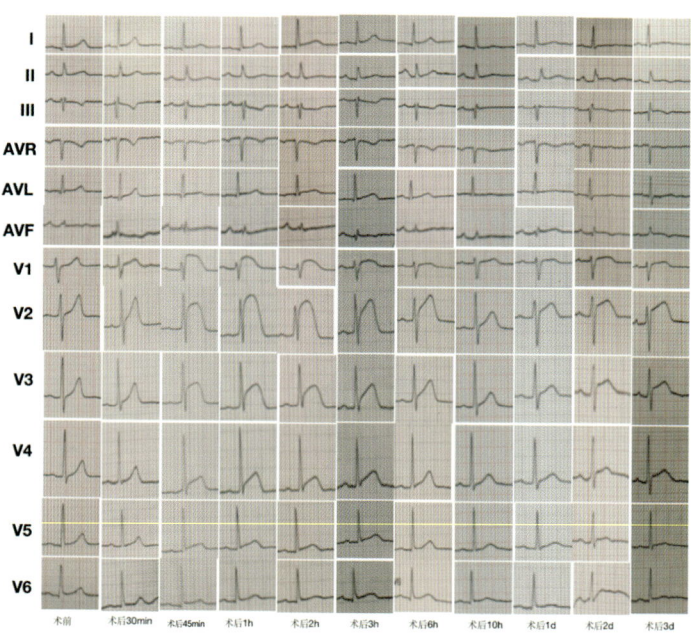

病例5图4 术前及术后不同时间点的心电图

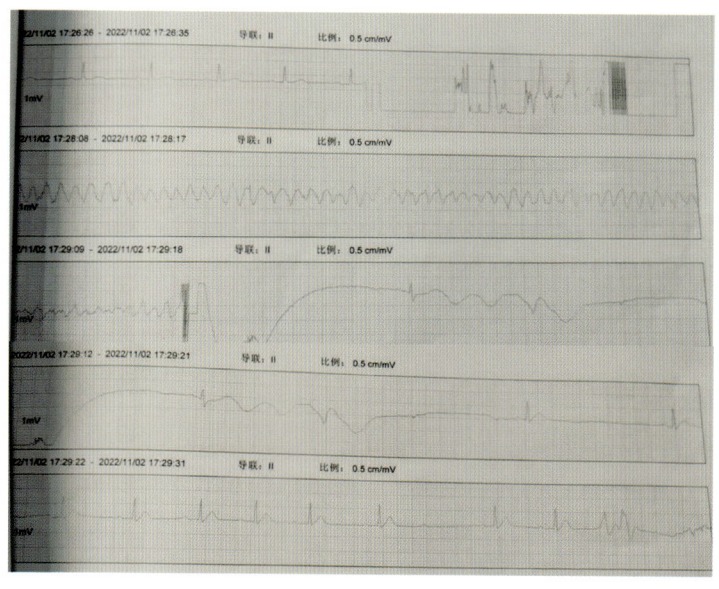

病例5图5 心电监测见心室颤动，心室颤动转复后出现窦性停搏、二度Ⅰ型房室传导阻滞

病例 5　孤立性右心室梗死致胸前导联 ST 段抬高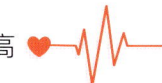

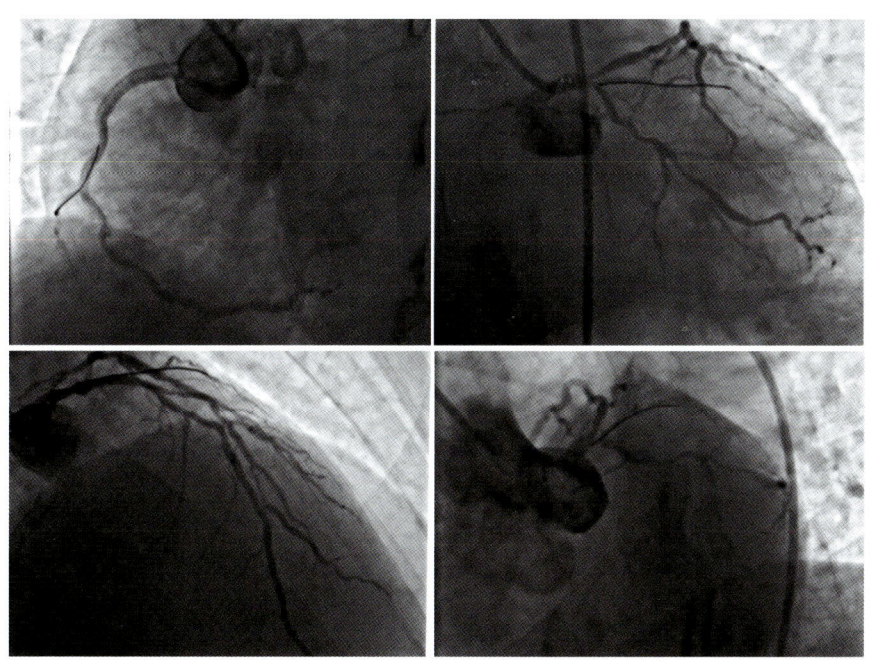

病例5图6　术后再次复查冠状动脉造影未发现新发冠状动脉严重病变

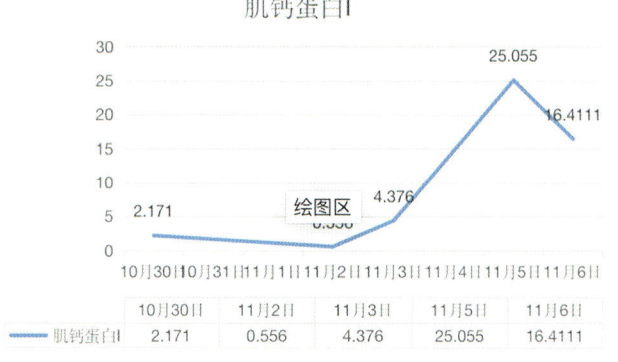

病例5图7　住院期间肌钙蛋白的趋势

出院诊断：

冠状动脉粥样硬化性心脏病

　　急性下壁心肌梗死

　　PCI 相关急性右室心肌梗死

心室颤动、心肺复苏术后

心功能Ⅰ级（Killip 分级）

2型糖尿病

随访：出院后长期门诊复诊、取药，规律服用"阿司匹林、替格瑞洛、瑞舒伐他汀、琥珀酸美托洛尔"等药物，未再发胸痛、心悸等症状。

三、病例讨论

胸前导联 ST 段抬高通常提示前降支严重狭窄或闭塞，由于正向的损伤电流指向心前区，表现为 $V_1 \sim V_4$ 导联 ST 段抬高。而孤立性右心室梗死的心电图类似于此，同样可以出现 $V_1 \sim V_4$ 导联 ST 段抬高（病例5图8），原因在于解剖上右心室游离壁较室间隔及左心室更贴近胸壁，两者在水平面上 ST 段综合向量的方向相同。两者容易混淆，造成误诊，但鉴别点在于孤立性右心室梗死的 V_1 至 V_4 导联 ST 段抬高幅度逐渐降低，这是因为右心室前壁距胸导联的距离自 V_1 至 V_4 逐渐增加所致。

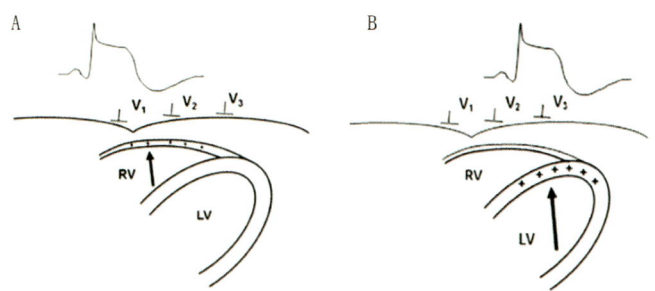

病例5图8 孤立性右心室心肌梗死（A）和前壁心肌梗死（B）

孤立性右心室梗死比较少见，占比所有心肌梗死3%左右[1,2]。虽然少见，但孤立性右心室梗死可导致严重的不良心脏事件，包括右心室功能不全、严重三尖瓣反流、恶性心律失常、严重心动过缓，甚至休克和猝死。可能引起孤立性右心室梗死的原因包括[3-5]：①单纯右室支闭塞；②非优势型的右冠状动脉闭塞；③优势型右冠状动脉伴有以下情形之一，例如右冠状动脉中段或远段闭塞、从左冠状动脉到右冠状动脉后降支的侧支循环不充分。

病例5　孤立性右心室梗死致胸前导联ST段抬高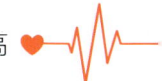

本例患者术后出现恶性心律失常，支架术后造影见右室支丢失，且反复造影未见左前降支严重病变，心脏超声未见前壁运动减弱，考虑为介入术后孤立性右心室梗死，并导致恶性心律失常发生。

　　虽然前壁心肌梗死和孤立性右室心肌梗死可能表现出相似的损伤模式，鉴别两者对指导初始治疗非常重要。总的来说，急性左心室梗死的治疗原则基本适用于孤立性右心室梗死，但要注意到右心室梗死在血流动力学上的特殊性改变：右心室梗死导致的右室收缩功能降低可能降低左室前负荷，并且右心室梗死的情况下，硝酸酯类药物可加重低血压。因此对于孤立性右心室梗死，治疗上需维持有效的右心室前负荷，避免使用利尿剂和血管扩张剂，尽可能实施早期再灌注治疗。

参考文献

[1] Yip HK, Chen MC, Wu CJ, et al.Acute myocardial infarction with simultaneous ST-segment elevation in the precordial and inferior leads: evaluation of anatomic lesions and clinical implications[J].Chest, 2003, 123: 1170-1180.

[2] Zhong WW, Blue M, Michaels AD.Acute Isolated Right Ventricular Infarction: Unusual Presentation of Anterior ST-Segment-Elevation Myocardial Infarction[J]. Tex Heart Inst J, 2019, 46: 151-154.

[3] Marinakis A, Lampropoulos K.Precordial ST elevation due to isolated ventricular branch occlusion after stent implantation in the right coronary artery[J].Rev Esp Cardiol, 2009, 62: 1338-1340.

[4] Kim SE, Lee JH, Park DG, et al.Acute Myocardial Infarction by Right Coronary Artery Occlusion Presenting as Precordial ST Elevation on Electrocardiography[J]. Korean Circ J, 2010, 40: 536-538.

[5] Liu CJ, Cheng ST, Ko YL.Acute Anterior ST-Segment Elevation Myocardial Infarction Caused by Occlusion of Right Coronary Artery[J].Am J Med Sci, 2016, 351: 200.

病例6

川崎病合并冠状动脉病变

一、病历摘要

患者男性，18岁，身高184cm，体重82kg，BMI 24.2。主因"发现冠状动脉瘤样扩张16年"于2020年7月2日收入我院。

现病史：患者16年前（2岁左右）无明显诱因下出现高热，体温波动在39～40℃，伴寒战，无咳嗽、咳痰，无腹泻，外院经抗生素治疗数天后未见明显好转，逐渐出现皮疹，后续转至当地儿科医院，诊断川崎病。出院前行心脏超声提示冠状动脉扩张（具体不详），长期口服阿司匹林治疗并随诊于当地医院。平素生活中无胸闷、胸痛，无气促，无心悸，无头晕、黑矇、晕厥等不适。3年前（2017年7月18日）于外院行冠状动脉CT成像检查提示前降支、回旋支近段局部瘤样扩张并少许血栓形成，管壁钙化，右冠状动脉近中段显示差。心脏超声提示冠状动脉瘤，左冠状动脉高回声团，考虑陈旧性血栓，LVEF 61%。自此定期行心脏超声复查，未见明显动态改变。1周前（2020年6月24日）患者于我院行冠状动脉CT成像检查提示前降支、回旋支近段瘤样扩张，右冠状动脉显影欠佳，遂收入院行进一步诊治。

既往史及个人史：有川崎病病史16年，余无特殊。

入院查体：体温36.5℃，脉搏67次/分，呼吸18次/分，血压107/60mmHg。神清，发育正常，颈静脉无怒张。双下肺呼吸音清，未闻及干湿啰音。心界不大，心律齐，心率67次/分，未闻及明显杂音。腹软无压痛。双下肢轻度水肿。

入院诊断：

川崎病

病例 6 川崎病合并冠状动脉病变

冠状动脉扩张

入院后辅助检查：

1. 实验室检查 三大常规、肝肾功能、电解质、凝血功能、血脂、肌钙蛋白、N 末端 B 型钠尿肽前体、甲状腺功能等结果无明显异常。

2. 心电图 提示窦性心律，57 次 / 分，未见 ST-T 改变（病例 6 图 1）。

3. 心脏超声 提示静息状态下，心脏结构、功能及血流未见异常（病例 6 图 2）。

4. 胸片 提示心肺未见明显异常。

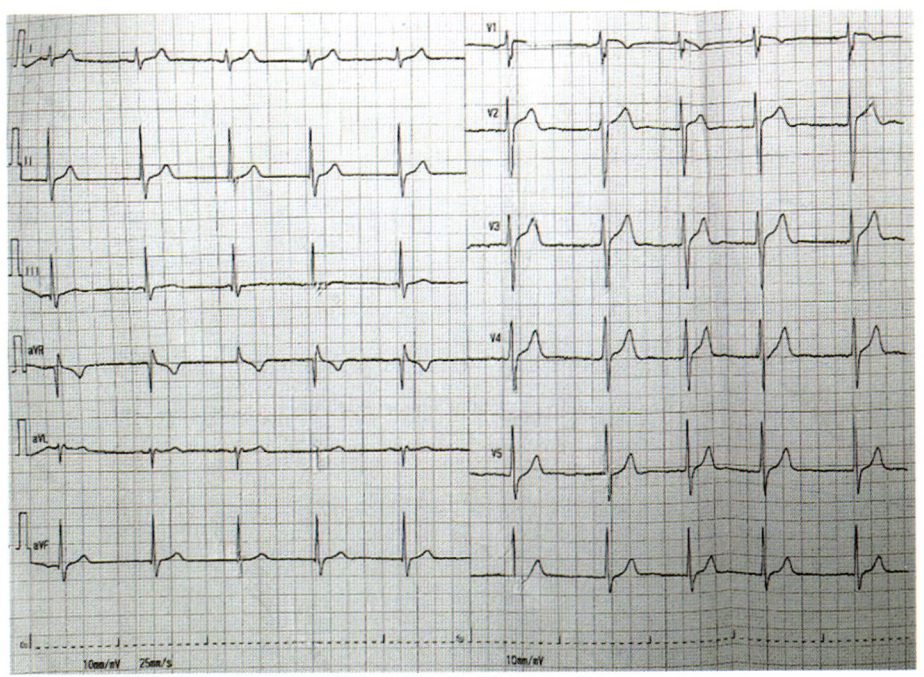

病例6图1 心电图

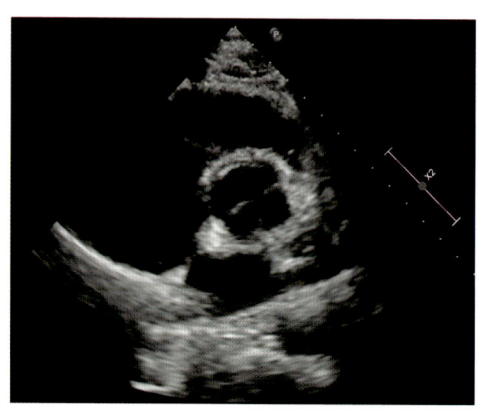

**病例6图2　心底短轴切面未见右冠状动脉主干扩张，
未见左冠状动脉主干及前降支、回旋支近端扩张**

5. 心脏磁共振检查　提示左房、左室不大；左室各段壁厚大致正常，侧壁肌小梁增多；左室整体收缩功能大致正常，左室流出道通畅。右房、右室不大，右室壁无明显脂肪浸润，右室流出道无明显增宽。房室瓣及主动脉瓣启闭大致正常，心包无积液。主肺动脉横径25mm，同水平升主动脉横径26mm。心肌首过灌注未见明显异常，延迟扫面见下间壁近中段心内膜下条片状强化。左心功能：左室 EF 值53%，CO 6.8L/min，EDV 184.2ml，EDVi 89.4ml/m。考虑为左室下间壁部分心内膜下心肌梗死（病例6图3）。

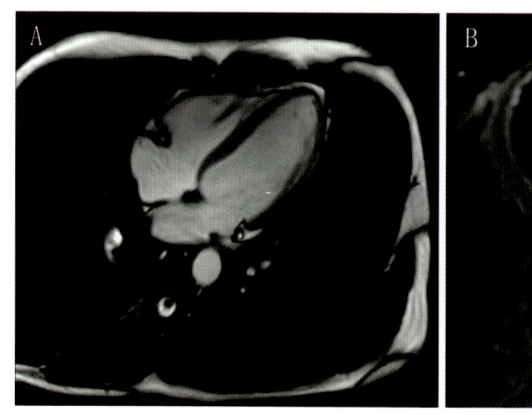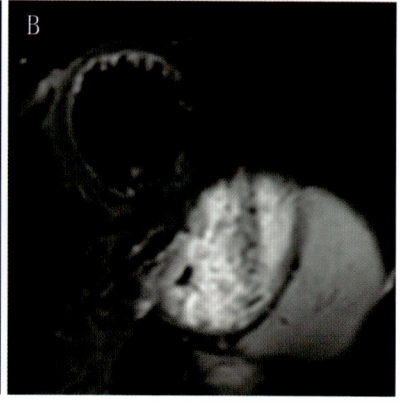

**病例6图3　心脏磁共振提示心腔大小正常（A），
左室下间壁部分心内膜下心肌梗死（B）**

6. 其他影像学检查　主动脉CT成像检查未见明显异常（病例6图4）。双上肢、下肢动脉超声未见明显异常。双上肢、下肢静脉超声未见明显异常。头颅CT平扫未见明显异常。

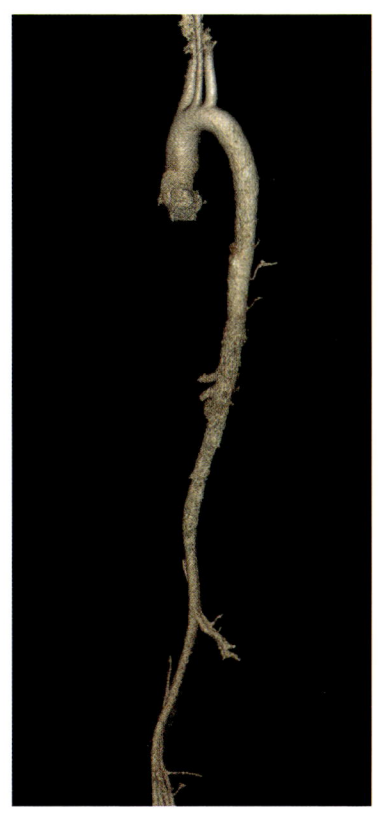

病例6图4　全主动脉CT成像检查未见明显异常

二、诊疗经过

患者川崎病累及冠脉病变诊断明确，已完善外周血管影像学检查，未见明显异常。由于冠状动脉CT成像、心脏磁共振检查等提示有心肌缺血征象，尽管无心肌缺血症状，仍建议患者家属完善冠状动脉造影检查（术中分别行左右锁骨下动脉造影），结果提示前降支近段极重度狭窄，右冠状动脉闭塞（病例6图5）。药物治疗方面，予"阿司匹林100mg 1次/日、氯吡格雷

75mg 1次/日、利伐沙班10mg 1次/日、瑞舒伐他汀10mg每晚"。后经过外科评估，并与患者及家属共同探讨，最终制订方案为：内科长期抗栓治疗。

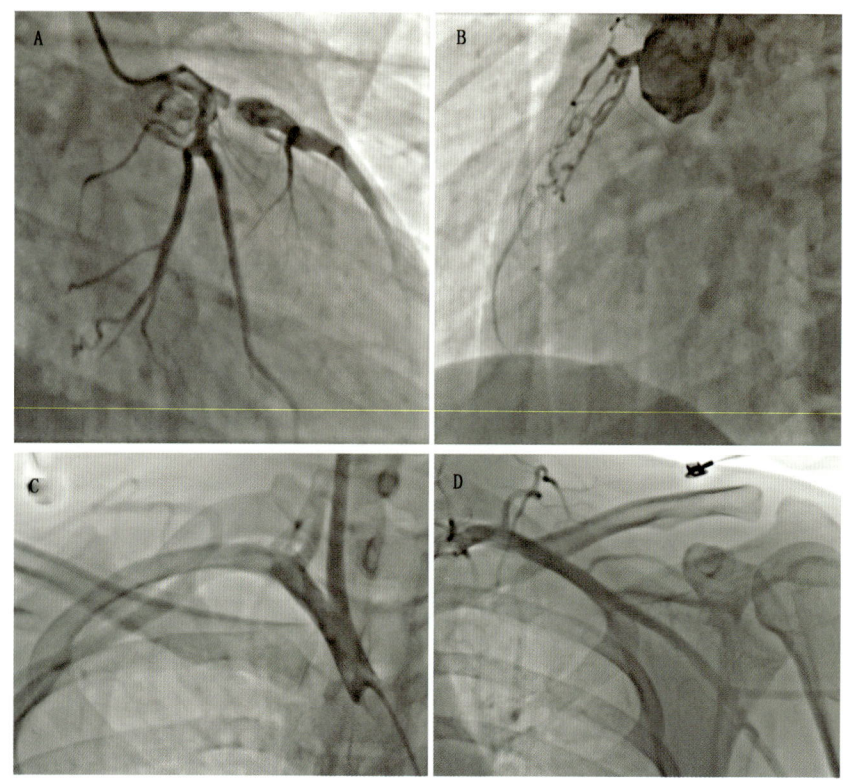

病例6图5　冠状动脉造影所见

前降支近段重度狭窄，右冠状动脉闭塞（A、B）；左右锁骨下动脉未见异常（C、D）。

出院诊断：

川崎病
  冠状动脉扩张
  冠状动脉瘤
  冠状动脉狭窄

随访：出院后，患者自行调整用药，目前规律服用"阿司匹林100mg 1次/日"，无心绞痛、心力衰竭相关症状，维持日常正常生活，严格避免剧烈活动。

三、病例讨论

川崎病（kawasaki disease，KD）是一种以全身血管炎变为主要病理特点的急性发热性出疹性小儿疾病，最早于1967年日本川崎富作医生首次报道。其流行病学因地理位置和季节而有很大差异，通常好发于5岁以下儿童，在亚洲人群中，KD发病率在330.2/10万儿童[1]，欧美人群中则是20.0/10万儿童[2]。

当前KD病因尚未明确。其病理生理机制可能为血管内皮的自限性炎症。尽管KD急性期以全身性小血管炎为主要表现，但最终累及多数中型动脉，如腋动脉、髂动脉、股动脉、肠系膜动脉、肾动脉、乳内动脉、支气管动脉等，最常见冠状动脉，可在20%～25%未经治疗的儿童中发生[3]。冠状动脉受累多见于近段，近段无异常而仅远端受累的情况罕见，病理上主要表现为冠状动脉瘤或瘤样扩张。动脉瘤处血流速度的减慢及血管腔的不规则导致血栓形成，血栓蔓延及远端栓塞会导致心肌缺血及心肌梗死。因此KD的病死率主要取决于冠状动脉受累的严重程度，儿童发生心肌缺血时通常无症状或症状常常被忽略，进而演变为缺血性心脏病，甚至发生心肌梗死。因此，随访期间准确评估心肌缺血存在与否尤为重要。本例患者早于2岁左右已确诊为川崎病，因此入院后我们对常见受累动脉进行了系统的影像学评估，并且完善了心脏磁共振检查后发现存在冠状动脉严重狭窄及闭塞导致心肌梗死的发生。

心电图对评价KD冠状动脉受累无特异性，心电图异常表现多提示心肌梗死或缺血。心脏超声仍然是评估冠状动脉尺寸和其他心脏异常的主要随访工具，无辐射风险，对识别冠状动脉病变具有很高的敏感性和特异性[4]。在5岁以下的儿童中，冠状动脉管腔直径超过3mm属于异常；在5岁及以上的儿童中，管腔直径大于4mm被认为是异常的。但是随着患儿成长和体型增加，超声对冠状动脉的可视化观察变得越来越困难，加之对于动脉瘤的长期评估需要，此时可通过CT、磁共振等影像学检查进行随访评估。

KD引起的冠状动脉瘤/瘤样扩张，需与以下疾病相鉴别：①冠状动脉瘘：可表现为冠状动脉扩张，亦可形成冠状动脉瘤；②冠状动脉起源异常：是一种较为罕见的冠状动脉先天性畸形；③动脉粥样硬化性瘤样扩张：一种继发于动脉粥样硬化导致血管形态改变，由于脂质沉积、局部的钙化、胆固醇结晶的沉积，使血管壁更加脆弱，降低了动脉管壁的弹性，最终降低了血管对血流压力的耐受性，狭窄引起的局部机械应力可能弱化了冠状动脉内膜，从而导致其随后的扩张和动脉瘤的形成；④先天性冠状动脉瘤：一种较为罕见的先天性心脏病，超声表现为冠状动脉的一段或多段呈瘤样扩张，鉴别的关键在于有无川崎病的症状及体征[5]。

KD药物治疗的目的是预防和抑制血栓形成，预防或解除冠状动脉痉挛，防止血管壁重塑，预防心肌梗死为主。抗血小板治疗是基础，最常用的药物为阿司匹林，其他药物包括双嘧达莫和氯吡格雷。巨大动脉瘤和冠脉狭窄的患者需要同时抗血小板和抗凝治疗。如有心肌梗死或缺血的表现，应考虑使用改善心肌重塑及预后的药物，包括β受体阻滞剂、血管紧张素转化酶抑制剂等。非药物治疗主要包括经皮冠状动脉介入治疗及冠状动脉旁路移植术，必要时需考虑心脏移植。介入治疗的术后短期效果良好，中长期效果主要与是否出现再狭窄相关，而冠状动脉旁路移植手术的术后中长期效果似乎更好。对于本例患者，冠状动脉造影见前降支近段重度狭窄，右冠状动脉闭塞，有冠状动脉旁路移植术的指征，可惜的是患者及家属拒绝手术治疗。

参考文献

[1] Makino N, Nakamura Y, Yashiro M, et al.The Nationwide epidemiologic survey of Kawasaki disease in Japan, 2015–2016[J].Pediatr Int, 2019, 61(4): 397–403.

[2] Saguil A, Fargo M, Grogan S.Diagnosis and management of kawasaki disease[J].Am Fam Physician, 2015, 91(6): 365–371.

[3] Kato H, Sugimura T, Akagi T, et al.Long-term consequences of Kawasaki disease. A 10-to 21-year follow-up study of 594 patients[J].Circulation, 1996, 94(6):

1379-1385.

[4]Rife E, Gedalia A.Kawasaki Disease: an Update[J].Curr Rheumatol Rep, 2020, 22(10): 75.

[5]McCrindle BW, Rowley AH, Newburger JW, et al.Diagnosis, Treatment, and Long-Term Management of Kawasaki Disease: A Scientific Statement for Health Professionals From the American Heart Association[J].Circulation, 2017, 135(17): e927-e999.

病例7

心脏白塞病手术治疗

一、病历摘要

患者男性，25岁，身高168cm，体重45kg，BMI 15.9。主因"心悸、胸闷半年，突发晕厥3天"于2021年9月12日收入我院。

现病史：患者半年前（2021年3月左右）出现运动后心悸、胸闷不适，不伴发热、胸痛、咳嗽、咳痰、恶心、呕吐、头晕、头痛等不适，患者未行进一步检查诊治。3天前（2021年9月9日）患者无明显诱因突发晕厥，至外院就诊。心电图提示"三度房室传导阻滞、室性心动过速"；心脏超声提示"室间隔夹层，主动脉瓣重度关闭不全，左心室增大"（具体报告未见）。行急诊临时起搏器置入，胺碘酮抗心律失常等治疗。2天前（2021年9月10日）患者心悸、胸闷加重，咳粉红色泡沫痰，外院考虑"急性心力衰竭"，经抗心力衰竭（具体用药不详）处理后转至我院进一步诊治。

既往史及个人史：既往体健，无其他特殊病史，一级亲属无类似病史，余无特殊。

入院前辅助检查：

1. 抽血化验

血常规：白细胞计数12.86×10^9/L↑，中性粒细胞百分比75.9%↑，血红蛋白119g/L↓，血小板计数238×10^9/L。

超敏C反应蛋白15.25mg/L↑。N末端B型钠尿肽前体4362pg/ml↑。高敏肌钙蛋白T 0.024ng/ml↑，高敏肌钙蛋白I 0.038ng/ml↑。

2. 急诊心电图　提示窦性心律，心率90次/分，一度房室传导阻滞，左心室高电压，右心房增大（病例7图1）。

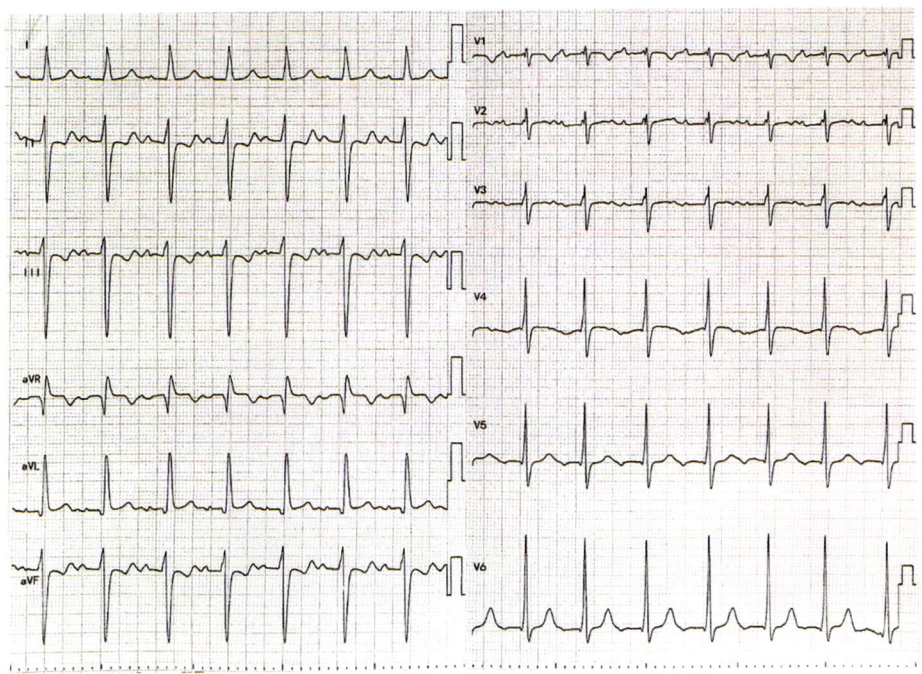

病例7图1　我院急诊心电图

3．心脏超声　提示主动脉瓣撕脱（左冠瓣及大部分右冠瓣），撕脱范围：（左心室长轴切面）：从瓣环处至室间隔中段，长约46mm；（左心室短轴切面）：最宽处累及前间隔及左心室前壁，室间隔内膜撕脱导致室间隔夹层，残余室间隔最薄处约4mm。主动脉瓣重度关闭不全，余瓣膜形态及启闭未见异常。左心室显著扩大，余各心腔内径正常范围。升主动脉扩张。LVEF 47%（病例7图2）。

4．全主动脉CT成像检查　提示主动脉瓣撕脱合并室间隔夹层（病例7图3），升主动脉扩张，升主动脉管壁增厚，左心室明显增大，主动脉瓣关闭不全可能。腹腔干近段轻度狭窄，考虑正中弓状韧带压迫综合征。左侧气胸，肺组织压缩约40%。起搏器置入术后。

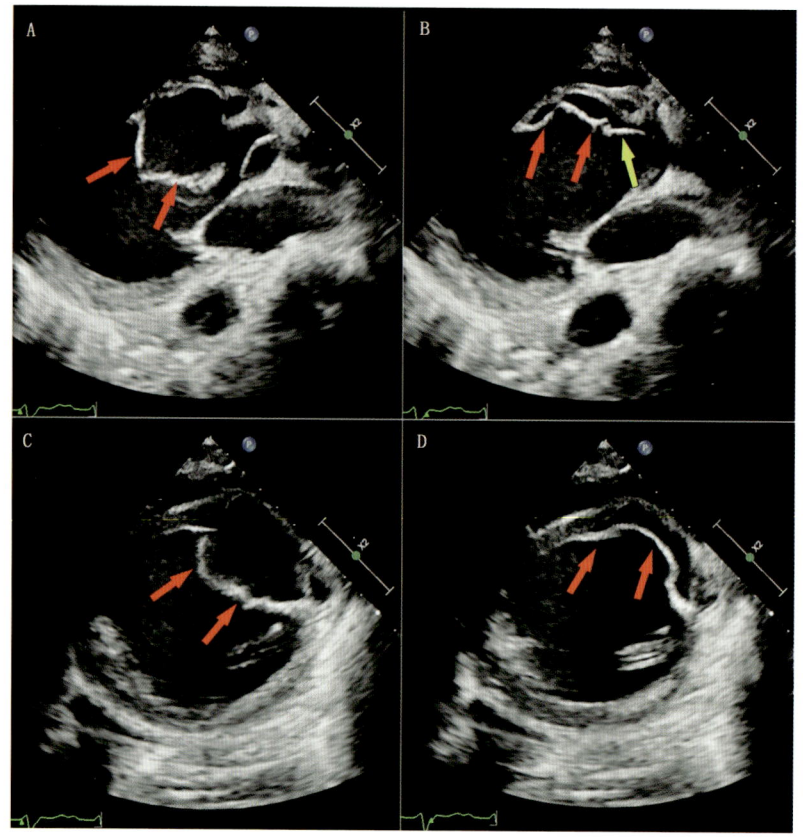

病例7图2　超声显示

A、B：剥离的室间隔（红色箭头）和撕裂的左冠状动脉（黄色箭头）；C、D：夹层从中隔延伸至左心室前壁。

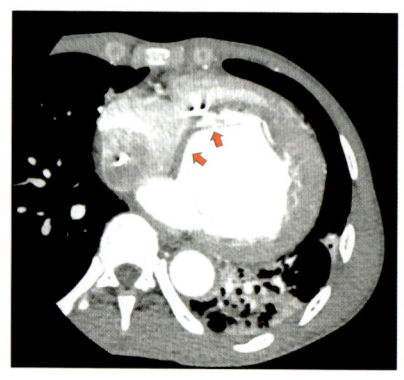

病例7图3　CT见室间隔夹层

5. 冠状动脉CT成像检查 提示冠状动脉分布呈右优势型，左、右冠状动脉分别起自左、右冠状动脉窦上方，可显示冠状动脉节段未见明显异常（病例7图4）。主动脉瓣撕脱合并室间隔夹层可能。

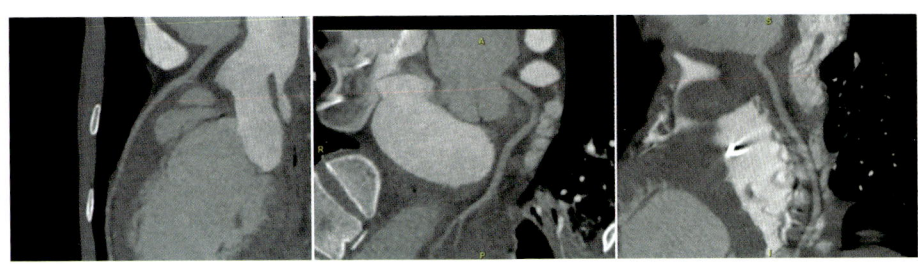

病例7图4 冠状动脉未见明显狭窄

入院查体：体温36.8℃，脉搏84次/分（入院带入临时起搏器，起搏频率75次/分），呼吸22次/分，血压114/48mmHg［去甲肾上腺素0.06μg/（kg·min）静脉泵入］。神清，颈静脉无怒张。左肺呼吸音低，右肺呼吸音清，双下肺闻及少许湿啰音。心界向左下扩大，心律齐。腹软无压痛。双下肢无水肿。生殖器可见溃疡（病例7图5）。

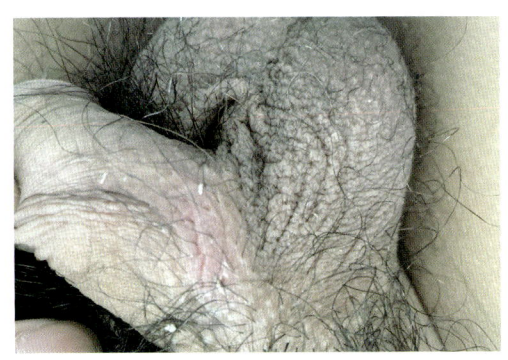

病例7图5 生殖器溃疡

入院诊断：

心源性休克

主动脉夹层待查

　主动脉瓣重度关闭不全

主动脉根部瘤样扩张

室间隔夹层

心律失常

三度房室传导阻滞

左侧气胸

左心室扩大

肺部感染

入院后辅助检查：

1. 抽血化验

动脉血气分析：酸碱度7.47，动脉血氧分压160mmHg（吸入氧浓度33%），二氧化碳分压43mmHg，碱剩余6.9mmol/L，乳酸0.5mmol/L。

血常规：白细胞计数11.11×10^9/L↑，中性粒细胞百分比75.5%↑，血红蛋白107g/L↓，血小板计数216×10^9/L。

超敏C反应蛋白43.43mg/L↑。抗链球菌溶血素O（ASO）538.5U/ml↑。血沉48mm/h↑。

N末端B型钠尿肽前体4502pg/ml↑。高敏肌钙蛋白T 0.028ng/ml↑，高敏肌钙蛋白I 0.047ng/ml↑。

狼疮抗凝物初筛试验46.5秒↑，狼疮抗凝物确定试验40.2秒↑。

免疫球蛋白、补体、抗核抗体谱17项、结核杆菌抗体、心磷脂抗体等未见明显无异常。

二便常规、肝肾功能、电解质、血脂、血糖、心肌酶谱、降钙素原、凝血功能、甲状腺功能等未见明显异常。

2. 床旁胸片　提示心影增大，主动脉影增宽，肺动脉段凹陷，左肺上野内带见少许肺压缩边缘及无肺纹理区，肺压缩约35%。右侧肋膈角未及，左侧膈面及肋膈角模糊。左侧胸腔见引流管影（病例7图6）。

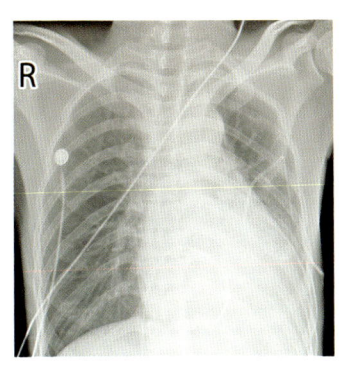

病例7图6　胸片

二、诊疗经过

患者属于青年男性，既往无高血压病史，入院前化验提示炎症指标明显升高，结合影像学检查提示主动脉瓣撕脱、主动脉夹层，不能除外白塞病等风湿免疫疾病。入院时休克状态，合并气胸、三度房室传导阻滞等，病情危重。治疗上予继续留置临时起搏器，紧急行胸腔闭式引流。药物治疗上主要以积极抗心力衰竭、抗感染、镇痛、镇静，维持血压、心律、心率及内环境稳定为主。

急诊外科会诊，认为手术指征明确。并请外院风湿免疫科会诊，期间仔细追问病史，患者诉既往有反复口腔溃疡和生殖器溃疡病史（病例7图5），考虑白塞病累及主动脉瓣，建议近期外科手术治疗，围术期需强化免疫抗感染治疗，术前予静脉甲泼尼龙抗炎7天，术后继续予静脉甲泼尼龙抗炎并过渡至口服，术后2周酌情加用环磷酰胺、TNF-α抑制剂等。

经充分强化免疫抗感染治疗后，术前血沉及C反应蛋白基本正常，于2021年9月29日行外科手术，具体术式为主动脉瓣、升主动脉置换术（Flanged Bentall术式＋改良Carbol术式）、室间隔修补术。术后患者恢复良好，于2021年10月22日出院。术后CTA提示：冠状动脉术后改变，所示冠状动脉血管管腔未见有意义狭窄改变；升主动脉＋主动脉瓣置换术后，吻合口及瓣周未见明确异常。术前术后CT对比见病例7图7。术后及术后3个月超声随访见病例7图8。

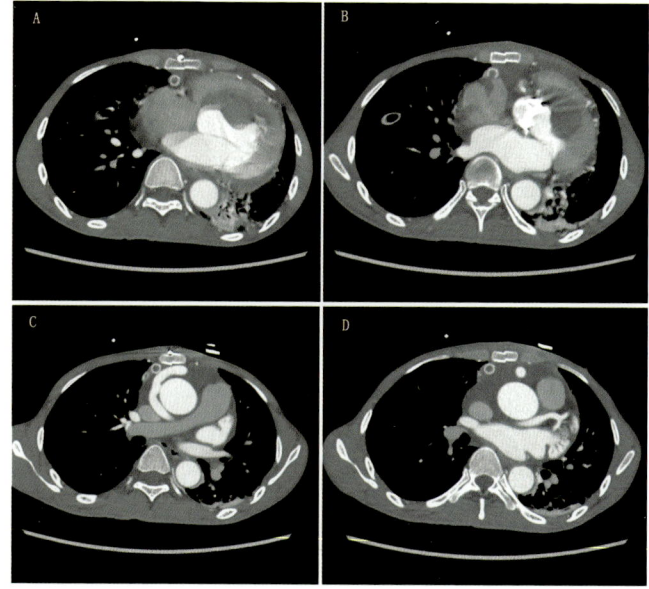

病例7图7　术前（A、B）与术后（C、D）CT对比

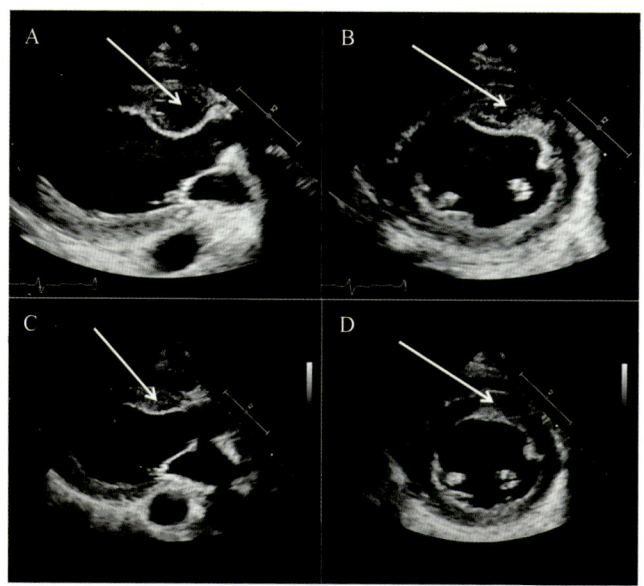

病例7图8　术后超声

A、B：术后超声提示室间隔夹层形成血肿（35～20mm），无血流信号（箭头）；C、D：术后3个月血肿（19～39mm）明显减少（箭头）。

病例 7　心脏白塞病手术治疗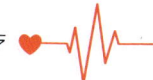

出院诊断：

白塞病

　　主动脉瓣重度关闭不全

　　室间隔夹层

　　主动脉根部瘤样扩张

　　左心室扩大

心源性休克

心律失常

　　三度房室传导阻滞

左侧气胸

肺部感染

随访（第二次入院）： 患者出院后，规律服用环磷酰胺片、沙利度胺、甲泼尼龙、羟氯喹等。2022 年 7 月患者遵风湿免疫科医嘱，药物减量后（已反复追问患者，在药物减量前无明显不适），出现胸痛不适，无头痛、皮肤溃疡、关节痛、关节炎、腹痛腹泻等不适，胸痛逐渐加重，于 2022 年 10 月 24 日 9∶54 再次入我院诊治。

入院后辅助检查：

1. 抽血化验

血常规：白细胞计数 3.07×10^9/L ↓，中性粒细胞百分比 55.5%，血红蛋白 147g/L，血小板计数 238×10^9/L。

超敏 C 反应蛋白 8.64mg/L ↑。血沉 7.7mm/h。

N 末端 B 型钠尿肽前体 121pg/ml。高敏肌钙蛋白 I 0.024ng/ml，高敏肌钙蛋白 T 0.017ng/ml ↑。

血脂：总胆固醇 5.49mmol/L ↑，甘油三酯 3.28mmol/L ↑，高密度脂蛋白胆固醇 1.24mmol/L，低密度脂蛋白胆固醇 3.16mmol/L ↑。

二便常规、肝肾功能、电解质、血脂、血糖、心肌酶谱、降钙素原、凝血功能、甲状腺功能等结果无异常。

2. 静息心电图　提示窦性心律，左心室高电压，电轴左偏。胸痛时心电图见右束支传导阻滞波形，aVL、$V_4 \sim V_6$ 导联 ST 段压低（病例 7 图 9）。

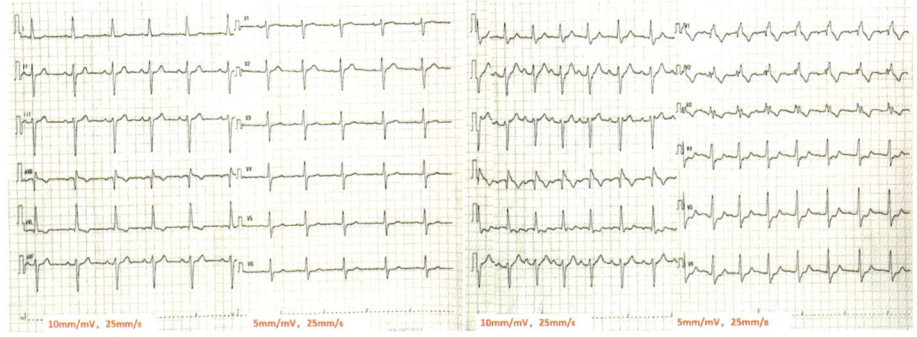

病例7图9　静息与胸痛时心电图对比（左为静息时，右为胸痛时）

3. 冠状动脉 CT 成像　提示左冠状动脉主干吻合口重度狭窄，右冠状动脉吻合口中-重度狭窄，升主动脉及主动脉瓣置换术后，吻合口及瓣周未见明显异常（病例 7 图 10）。

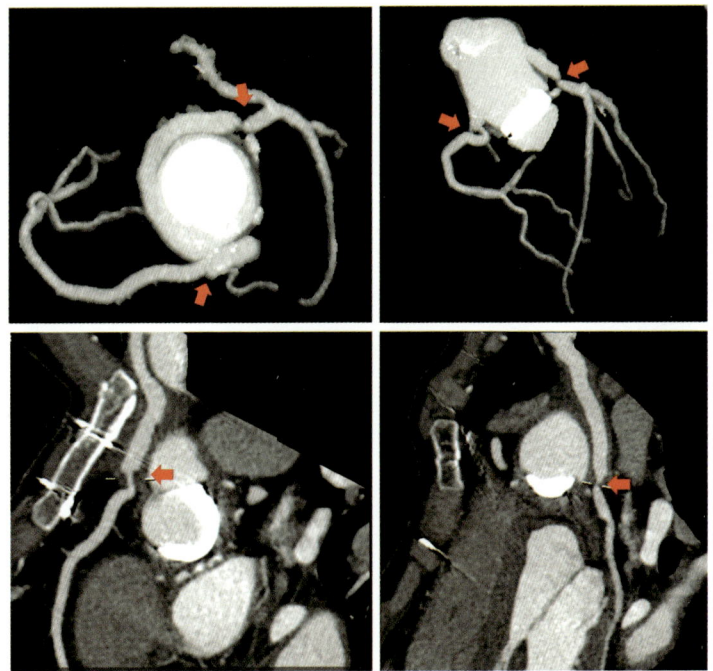

病例7图10　冠状动脉CT成像提示左右冠状动脉吻合口狭窄（箭头）

病例 7　心脏白塞病手术治疗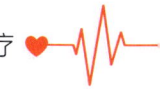

入院查体：体温 36.2 ℃，脉搏 74 次/分，呼吸 20 次/分，血压 115/65mmHg。神清，颈静脉无怒张。双肺呼吸音清，双下肺未闻及干湿啰音。心界不大，心律齐，闻及机械瓣膜开瓣音。腹软无压痛。双下肢无水肿。

入院诊断：

冠状动脉性心脏病

　　不稳定型心绞痛

　　心功能 I 级（NYHA 分级）

白塞病

　　升主动脉人工血管置换术后

　　主动脉瓣机械瓣置换术后

　　室间隔成形术后

诊疗经过：患者白塞病诊断明确，长期口服免疫抑制药物治疗。此次因吻合口狭窄而出现不稳定型心绞痛，住院期间内外科讨论后认为，无论是内科介入治疗，还是外科二次手术，手术风险大，手术难度复杂，且远期预后不明确。因此主要以药物保守治疗为主，并请外院风湿免疫科会诊，认为冠状动脉吻合口狭窄与药物减量后白塞病复发、活动相关，遂予强化免疫抗感染治疗，以及不稳定型心绞痛相关药物治疗。患者未再出现胸痛不适，于 2022 年 11 月 11 日出院，并转至外院风湿免疫科进一步诊治。

出院诊断：

冠状动脉性心脏病

　　不稳定型心绞痛

　　心功能 I 级（NYHA 分级）

白塞病

　　升主动脉人工血管置换术后

　　主动脉瓣机械瓣置换术后

　　室间隔成形术后

高脂血症

随访：患者出院后规律风湿免疫科及我院随访，未再发胸闷痛不适，目前心内科用药为华法林 5.25mg 1 次 / 日，阿托伐他汀 20mg 每晚、比索洛尔 7.5mg 1 次 / 日。

三、病例讨论

白塞病（behcet disease，BD）又称白塞氏综合征（behcet syndrome），是一种全身多个系统受累的血管炎性疾病，但各系统及器官病损发生的时间先后不同，临床表现复杂多样，并以无法预测的复发和缓解交替为特征。该病可累及大中小动静脉，主动脉瓣病损、反流是最常见的瓣膜病变，余累及主动脉者可表现为动脉瘤、假性动脉瘤及主动脉破裂、头臂动脉狭窄等。在本丛书第一卷中，我们已经遇到 BD 合并主动脉瓣关闭不全的病例，该患者在药物治疗下，病情稳定，因此未行手术治疗。而此例患者，则是 BD 合并主动脉瓣病损的手术病例，具有一定的代表性。

BD 合并主动脉瓣病损的患者具有手术难度大、再次手术率高、远期预后差的特点[1]。当前主要术式为主动脉瓣人工血管升主动脉替换术（Bentall）或改良的 Bentall 术（带瓣同种异体或人造血管）。本例患者属于 BD 合并主动脉瓣病损、累及室间隔夹层，极为罕见，其手术治疗具有相当挑战性。我们采用 Flanged Bentall 术式＋改良 Carbol 术式以及室间隔修补术。术中以 "Flanged"方式制备带瓣管道，间断缝合将左心室流出道与 Flanged 管道近端人工血管吻合，避免了人工瓣膜开合引起缝合环的张力和振动。考虑到主动脉壁的炎症改变可能增加冠状动脉吻合部位假性动脉瘤形成的风险，我们采用 Cabrol 手术降低冠状动脉吻合口张力，降低假性动脉瘤形成的风险。机械瓣置换效果似乎较生物瓣更优，其潜在机制可能为机械瓣较生物瓣更能抵抗炎症的侵袭，减少循环炎症介质导致的组织破坏[2]，因此我们采用机械瓣置换。

典型 BD 呈现复发 – 缓解 – 复发的病程，因此药物治疗也是 BD 治疗不可或缺的部分。围术期 BD 病情的控制与术后并发症的发生率息息相关。BD 合并心脏瓣膜病变的术后常见并发症主要为瓣周漏、吻合口动脉瘤、吻合口狭窄等，发生率高达 49.2% ~ 100%[3]。本病例患者首次住院，在充分强化免疫抗感染治疗且C反应蛋白、血沉等指标基本正常后，才行外科手术治疗。目前尚无白塞病相关的特异性标志物，常见炎症指标，如C反应蛋白、血沉等，并不能很好反映BD的活动度。有研究显示，应用激素和免疫抑制剂的患者，即使其C反应蛋白降至1.5mg/dl，仍有近40%患者出现心脏瓣膜术后并发症[4, 5]。

目前BD活动度评估多采用2006年BD国际研究协会制定的白塞病近期活动量表（BDCAF）。评价内容包括：头痛、口腔溃疡、生殖器溃疡、皮肤损害、关节痛、关节炎、恶心、呕吐、腹痛、腹泻伴血便、眼受累、神经系统受累及大血管受累。根据患者过去4周是否存在上述症状进行评分，不存在为0分，存在为1分，满分为12分；转化为区间指数后计分最高20分。由于该量表以临床症状为主，不能很好地反映实际病情活动度。本例患者在药物减量前无明显不适，但在免疫抗炎药物减量后，BD复发而出现吻合口狭窄，经再次强化免疫抗感染治疗后，症状缓解。在日后的研究中，寻找BD活动度相关的特异性标志物，无疑具有重要的临床意义。

参考文献

[1]李远, 钱向阳, 畅怡.白塞病合并主动脉瓣病变的外科手术治疗及研究进展[J].中国循环杂志, 2023, 38(03): 371–374.

[2]Ghang B, Kim JB, Jung SH, et al.Surgical outcomes in Behcet's disease patients with severe aortic regurgitation[J].Ann Thorac Surg, 2019, 107(4): 1188–1194.

[3]首届国家皮肤与免疫疾病临床医学研究中心年会暨CSTAR/CRDC/CRCA年会, 2021.

[4]Ghang B, Kim JB, Jung SH, et al.Surgical outcomes in Behcet's disease patients with severe aortic regurgitation[J].Ann Thorac Surg, 2019, 107(4): 1188–1194.

[5]Choi HM, Kim HK, Park SJ, et al.Predictors of paravalvular aortic regurgitation after surgery for Behcet's disease-related severe aortic regurgitation[J].Orphanet J Rare Dis, 2019, 14(1): 132.

病例8

特殊病因的心肌损伤

一、病历摘要

患者男性，75岁，身高173cm，体重60kg，BMI 20.0。主因"发现血糖升高20年，口干、多饮、嗜睡2周"于2022年7月14日收入我院。

现病史：患者20年前体检时发现空腹血糖升高，无口干、多饮、多尿、多食、易饿、体重下降等不适，在当地医院诊断为"2型糖尿病"，予"阿卡波糖、二甲双胍"等药物治疗，但血糖控制长期不达标（具体数值不详）。3个月前患者停用降糖药物，且未监测血糖，改为中医"艾灸"降糖治疗，具体降糖效果不详。2周前开始患者感口干、多饮，伴头晕、乏力、食欲下降、嗜睡，无恶心、呕吐等不适，遂就诊我院急诊。查指尖血糖＞29.1mmol/L，血气分析提示酸碱度7.28↓、动脉血氧分压68mmHg↓、二氧化碳分压32mmHg↓、碳酸氢根15mmol/L↓、碱剩余10.5mmol/L↑、乳酸1.9mmol/L↑。当日15:03查高敏肌钙蛋白T 0.083ng/ml↑，高敏肌钙蛋白I 0.156ng/ml↑。N末端B型钠尿肽前体90pg/ml。其他化验结果包括血钾5.03mmol/L，血钠163mmol/L↑，血氯118.4mmol/L↑，碳酸氢根16.9mmol/L↓，肌酸激酶580U/L↑，尿糖（+++），尿酮体+。考虑"糖尿病酮症酸中毒"收入我院。

既往史及个人史：高血压病史20年，最高血压180/100mmHg，未服用降压药及监测血压。近3个月来精神、食欲欠佳，大小便量较少，体重下降约15kg。

入院查体：体温36.3℃，脉搏103次/分，呼吸24次/分，血压112/71mmHg。呈嗜睡状，双侧瞳孔等大等圆、对光反射灵敏，轻度脱水貌，全身皮肤干燥，呼吸急促、深大，鼻翼扇动，口唇轻度发绀。双肺呼吸音清，未闻及干湿性啰音。心率103次/分，律齐，各瓣膜听诊区未闻及病理性杂音。腹软，无压痛及反跳痛。双下肢无水肿。病理征阴性。

入院诊断：

2型糖尿病

  糖尿病酮症酸中毒

高钠血症

高氯血症

高血压病3级（极高危组）

肾功能不全

入院后辅助检查：

1. 抽血化验

复查动脉血气：酸碱度7.43，动脉血氧分压81mmHg，二氧化碳分压33mmHg↓，碳酸氢根22.1mmol/L↓，碱剩余–2.4mmol/L，乳酸1.9mmol/L↑。

血常规：白细胞计数$5.96×10^9$/L，中性粒细胞百分比80.2%↑，血红蛋白143g/L，血小板计数$117×10^9$/L。

高敏肌钙蛋白I 0.210ng/ml↑，高敏肌钙蛋白T 0.085ng/ml↑。

电解质：血钠162mmol/L↑，血氯125.4mmol/L↑。

肾功能：肌酐172μmol/L↑，尿素16.31mmol/L↑，尿酸607μmol/L↑，估测肾小球滤过率为33ml/（min·1.73m²）↓。

糖化血红蛋白13.90%↑。24小时尿蛋白定量273mg/24h↑。

谷氨酸脱羧酶抗体（GAD）1.45U/ml（0～5U/ml），抗胰岛细胞抗体（ICA-IgG）及抗胰岛素IgG抗体（IAA-IgG）阴性。

肝功能、降钙素原、血淀粉酶等结果正常。

2. 首份心电图 提示窦性心动过速，心率103次/分，未见明显缺血性ST-T改变（病例8图1）。

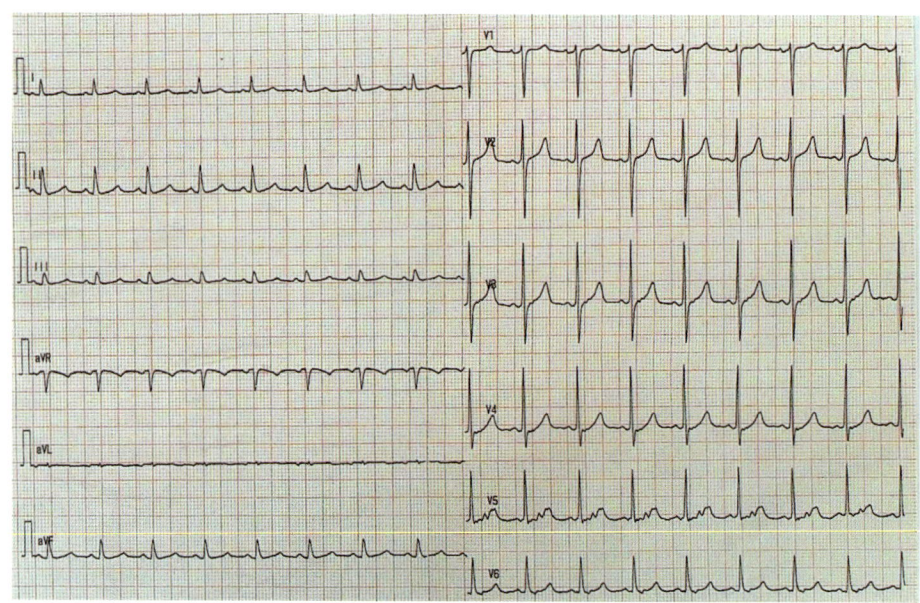

病例8图1　入院首份心电图

3．床旁胸片　未见异常。

4．床旁心脏超声　提示各房室腔内径正常范围，主动脉瓣退行性改变，轻度反流，LVEF 65%。

5．其他检查　甲状腺超声提示甲状腺增大并多发囊性、实性、囊实性结节（TI-RADS 3类）。腹部超声提示轻度脂肪肝，胆囊内实性回声，考虑息肉改变，双肾多发囊肿。颈部血管超声提示双侧颈动脉中膜局部增厚。

二、诊疗经过

根据随机血糖、尿酮体、尿糖、血气分析、电解质等结果，患者2型糖尿病、糖尿病酮症酸中毒等诊断明确。糖化血红蛋白明显升高，提示近期2～3个月患者的血糖控制不佳。患者24小时尿蛋白定量明显升高，结合患者糖尿病病史较长，考虑肾功能损伤与长期糖尿病相关，建议患者待病情稳定后至肾内科进一步明确诊治。

肌钙蛋白升高提示患者存在心肌损伤，后续完善冠状动脉造影提示左主干未见狭窄；前降支中段狭窄30%，回旋支及右冠未见明显狭窄及阻塞性病变，冠脉右优势型，血流TIMI 3级（病例8图2）。反复追问患者，否认近期上呼吸道感染等前驱病史，结合入院心脏超声未见明显心肌运动减弱，亦无心律失常发生，病毒性心肌炎可能性不大。考虑患者肌钙蛋白升高，系糖尿病酮症酸中毒导致的急性心肌损伤。

治疗上主要予小剂量胰岛素持续静脉泵入降糖，每小时监测血糖，根据血糖情况调整胰岛素泵速，并予以大量补液、抑酸、维持电解质平衡等对症治疗，后患者酮症酸中毒纠正，停用胰岛素泵，予患者糖尿病教育，调整降糖方案为甘精胰岛素+门冬胰岛素治疗，后根据患者意愿，调整为口服降糖药治疗，同时予抗血小板、调脂、降压治疗。

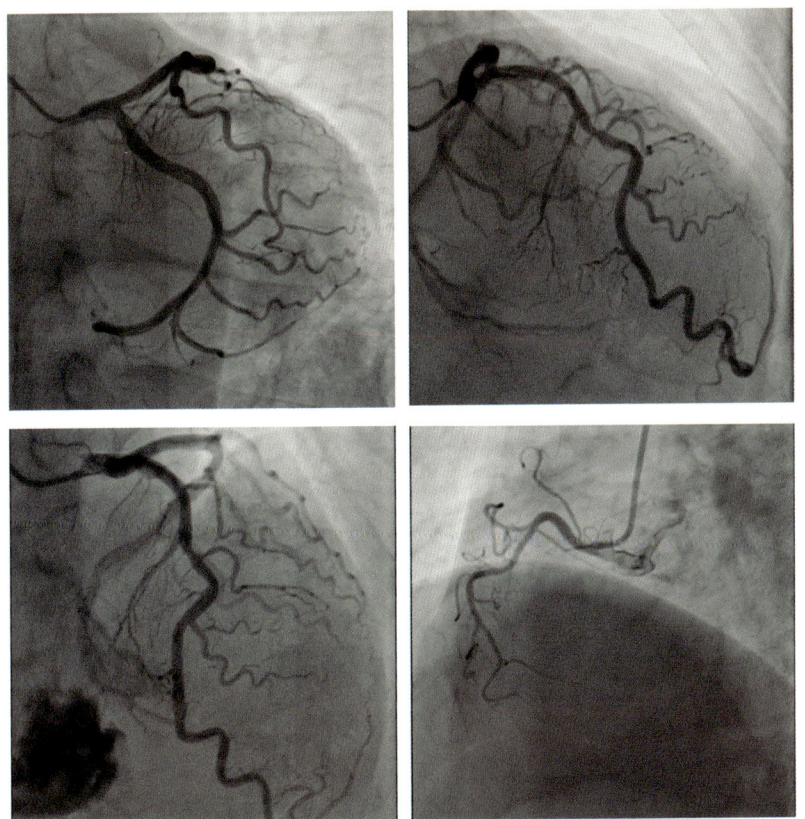

病例8图2　冠状动脉造影未见严重狭窄或闭塞病变

出院诊断：

2型糖尿病

　　糖尿病酮症酸中毒

高钠血症

高氯血症

高血压病3级（极高危组）

冠状动脉粥样硬化

肾功能不全

甲状腺结节

脂肪肝

胆囊息肉（可能性大）

双侧肾囊肿

随访：患者出院后内分泌科随诊，电话随访自诉血糖控制尚可。

三、病例讨论

糖尿病酮症酸中毒（diabetic ketoacidosis，DKA）是糖尿病最常见的严重急性并发症之一，以高血糖、酮症、酸中毒为主要表现，胰岛素不足和拮抗胰岛素激素过多所致的严重代谢紊乱综合征，是内科临床危急重症，病死率高。对于DKA患者出现肌钙蛋白升高，首先要考虑急性心肌梗死，然而由于糖尿病患者合并急性心肌梗死往往临床症状不典型甚至无明显胸闷胸痛症状，故给临床诊断及治疗带来了极大的困扰，因此需引起足够的关注和警惕。我们除了首要考虑急性心肌梗死，也要注意肌钙蛋白的升高可能为酸中毒和高血糖导致的急性心肌损伤，尤其是DKA容易合并高钾血症，此时心电图可出现类似急性ST段抬高型心肌梗死样改变[1]，容易误诊。临床上需要综合评估患者相关危险因素、临床表现，动态监测心肌标志物水平变化及心电图演变，早期进行床旁心脏彩超检查等可能有助于明确诊断及病情评估。

DKA引发急性心肌损伤的个案报道不多，但应引起足够的重视，避免因误诊导致后续诊疗方案的错误。关于DKA引起的急性心肌损伤，目前生物机制尚不明确，考虑与以下因素相关：①DKA时胰岛素缺乏，导致酮体和游离脂肪酸水平升高，进而抑制心肌细胞对葡萄糖的摄取，剥夺它们的燃料来源，致使心肌细胞损伤[2]；②酸中毒导致细胞内钙离子增加，导致蛋白水解和心肌损伤，表现为肌钙蛋白水平升高[3]；③DKA时超氧化物歧化酶的活性下降，自由基清除障碍，造成心肌损伤；④DKA时，严重的脱水、有效循环血容量不足、低血压导致心肌供血减少，高代谢状态加重心肌缺血缺氧，诱发心肌损伤[4-6]。本文报道1例冠状动脉造影正常的DKA所致急性心肌损伤的病例。确认患者是糖尿病酮症酸中毒导致的心肌损伤后，我们采取了积极的对因治疗，即胰岛素泵入控制血糖，大量补液，消酮纠正酸中毒，同时监测心肌标志物、心电图变化趋势。经过上述治疗后，该患者好转出院。

有关DKA患者肌钙蛋白升高与预后的关系，国外Al-Mallah等人[7]的研究评估了DKA患者肌钙蛋白水平升高的短期和长期结局，发现27%的DKA患者入院时肌钙蛋白水平升高，且两组在DKA的严重程度上没有明显差异。其中23.1%肌钙蛋白升高患者及8.6%肌钙蛋白正常者于住院期间死亡。肌钙蛋白升高患者的2年主要心脏不良事件发生率高于肌钙蛋白水平正常的患者（风险比2.3；$P=0.02$），即使在调整混杂变量后也是如此。Eubanks等人[3]的研究也发现了类似的结果，在平均40个月的随访中发现10%的DKA患者入院肌钙蛋白升高，主要心脏不良事件是增加的。

参考文献

[1]ElizavS, Suyashv D, Pratibha S, et al.A Case of Pseudoinfarction Pattern in Diabetic Ketoacidosis: A Diagnostic and Therapeutic Dilemma[J].Cardiol Res, 2018, 9(4): 250–252.

[2]Gandhi MJ, Suvarna TT.Cardiovascular complications in diabetic ketoacidosis[J]. Int J Diabetes Dev Ctries, 1995, 15: 132–133.

[3]Eubanks A, Raza F, Alkhouli M, et al.Clinical significance of troponin elevations in acute decompensated diabetes without clinical acute coronary syndrome[J].

Cardiovasc Diabetol, 2012, 11(1): 154–161.

[4] 王亚娟, 皮林, 陈方. 糖尿病酮症酸中毒并发急性心肌损伤1例并文献复习[J]. 中国医刊, 2020, 55(3): 306–308.

[5] 史斌浩, 王建飞. 糖尿病酮症酸中毒致急性心肌损伤1例[J]. 医学理论与实践, 2021, 34(8): 1379–1380.

[6] Keitiane K, Ilaria B, Aude M, et al. Acute Coronary Syndrome and Diabetic Keto Acidosis: The Chicken or the Egg? [J]. Ann Transl Med, 2019, 7(16): 397.

[7] Al-Mallah M, Zuberi O, Arida M, et al. Positive troponin in diabetic ketoacidosis without evident acute coronary syndrome predicts adverse cardiac events[J]. Clin Cardiol, 2008, 31(2): 67–71.

病例9

以胸痛为首发症状的限制型心肌病

一、病历摘要

患者女性，69岁，身高150cm，体重45kg，BMI 20。主因"胸痛、头晕3年余"于2020年6月10日收入我院。

现病史：患者3年余前无诱因出现胸痛，伴背部不适，症状与活动无明显相关性，持续数分钟至数十分钟可自行缓解，伴头晕、恶心，无呕吐，无气促、冒汗，无黑矇、晕厥等不适。2年前曾至我院门诊就诊，心脏超声示左室心腔闭塞改变，不除外限制型心肌病；左心声学造影提示左、右室心尖闭塞，符合限制型心肌病改变；冠脉CT成像提示冠状动脉粥样硬化性改变，所示各节段冠状动脉未见明显狭窄。患者未进一步明确诊治。入院1周前患者无诱因再发胸痛，性质同前，于外院就诊，诊断为心律失常、阵发性心房颤动、阵发性房性心动过速等。心脏超声提示左心室心尖部高密度影。患者为求进一步诊治就诊于我院。

既往史及个人史：高血压病史6年，收缩压最高为160～170mmHg，未规律服药治疗。

入院查体：体温36.3℃，脉搏66次/分，呼吸19次/分，血压144/66mmHg。神志清楚，颈静脉无怒张。双肺呼吸音清，双肺底未闻及干湿啰音。心率66次/分，律齐，未闻及明显病理性杂音。腹软，无压痛及反跳痛。双下肢无水肿。

入院诊断：

胸痛查因

 限制型心肌病（待查）

冠状动脉粥样硬化性心脏病（待除外）

心室血栓（待除外）

心律失常

    阵发性心房颤动

    阵发性房性心动过速

高血压病 2 级

入院后辅助检查：

1. 抽血化验

高敏肌钙蛋白 I 0.021ng/ml ↑，高敏肌钙蛋白 T 0.033ng/ml ↑。N 末端 B 型钠尿肽前体结果未见异常。

血沉 22mm/h ↑。

抗核抗体（ANA）核颗粒型（1∶320）＋核均质型（1∶160）。抗中性粒细胞胞浆抗体、抗心磷脂抗体、抗髓过氧化物酶抗体阴性。

血常规、二便常规、电解质、肝肾功能、凝血功能、甲状腺功能等均未见明显异常。超敏 C 反应蛋白、抗链球菌溶血素 O、类风湿因子等未见异常。常见肿瘤标志物筛查，如癌胚抗原、甲胎蛋白、CA125、CA199、鳞癌细胞抗原（SCC）、神经元特异性烯醇化酶（NSE）等均无异常。

2. 心电图 提示窦性心律，84 次 / 分，非特异性 ST-T 改变（病例 9 图 1）。

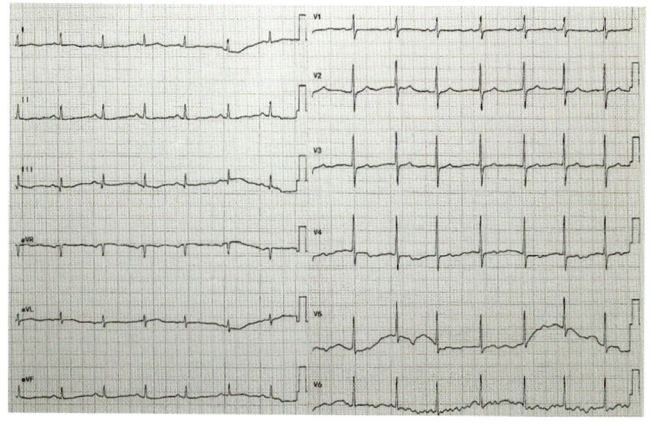

病例9图1 心电图提示非特异性ST-T改变

3. 心脏超声 左心房前后径38mm，左心室舒张末径50mm，LVEF 68%，提示左房扩大，左室心腔闭塞，右室心腔可疑闭塞，考虑限制型心肌病改变（病例9图2）。

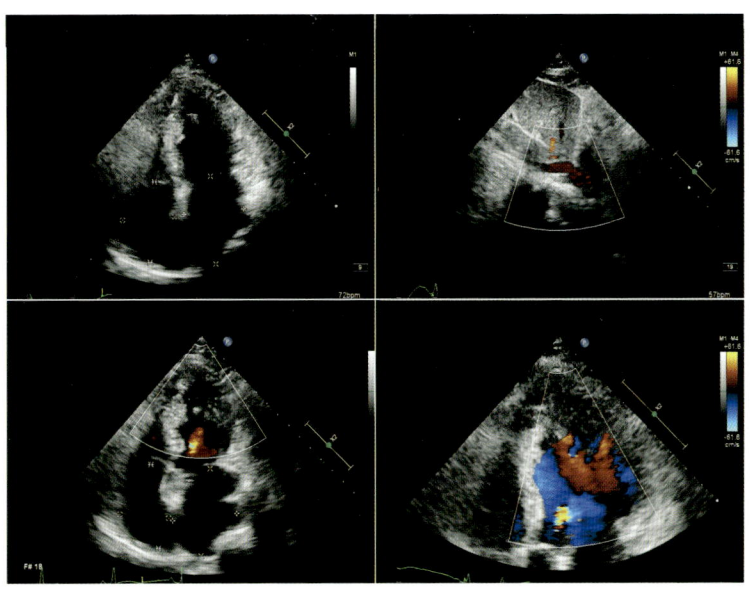

病例9图2 心脏超声

左上图为心尖四腔切面示双侧心房增大，右上图为肝静脉内径增宽，下两图为双侧心房明显扩大，心室充盈受限。

4. 胸片 提示间质性肺水肿和少量双侧胸腔积液，心影大小正常（病例9图3）。

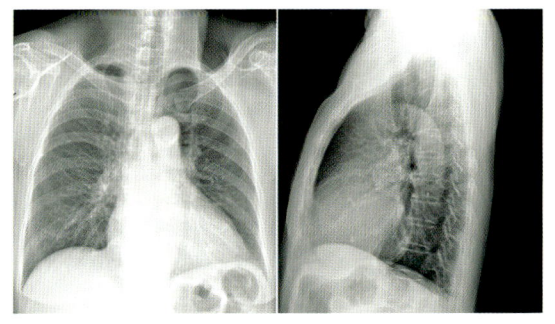

病例9图3 胸片见间质性肺水肿和少量双侧胸腔积液

二、诊疗经过

该患者以胸痛、头晕为主要表现，2年前我院门诊行心脏超声及声学造影已提示限制型心肌病可能，入院后查肌钙蛋白虽轻度升高，但2年前冠状动脉CT成像未见明显异常，暂不考虑症状与冠状动脉粥样硬化性病变相关。此次入院，再次行声学造影提示左右心尖闭塞，符合限制型心肌病改变（病例9图4）。进一步行心脏磁共振检查，提示：左右室腔变形，心尖部闭塞短缩，左侧闭塞心尖处局部可见线样裂隙，左、右室壁运动不协调，舒张运动稍受限，左室流出道通畅，右室流出道未见明显增宽；考虑左、右心室心尖部闭塞，左、右心功能略减低，符合双室型限制型心肌病改变（包括心内膜心肌纤维化及LOFFLER心内膜炎）（病例9图5）。

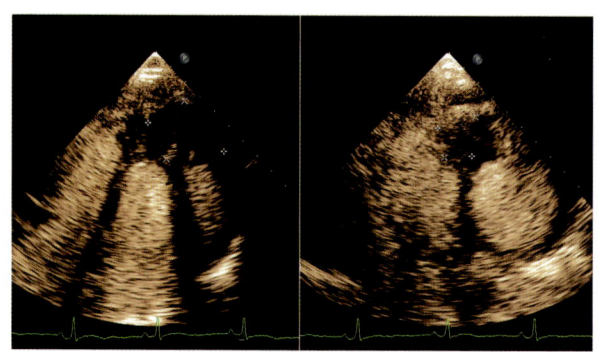

病例9图4　左心声学造影见左、右室心尖闭塞

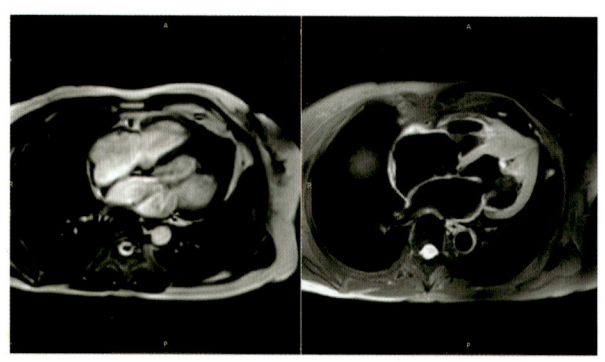

病例9图5　心脏磁共振检查见左右室腔变形，心尖部闭塞短缩

根据心脏磁共振检查结果，限制型心肌病诊断明确，由于患者及其家属不考虑进一步心肌活检及基因检测，因此病因分型尚未知。予胺碘酮控制心室率、利伐沙班抗凝、培哚普利降压同时抑制心肌重构，以及他汀降脂等治疗，患者心率、血压平稳，胸痛症状好转出院。

出院诊断：

限制型心肌病

  心内膜纤维化

  心律失常

    阵发性心房颤动

    阵发性房性心动过速

高血压病 2 级（极高危）

随访： 规律随访 8 个月，患者未再出现胸闷、胸痛以及新的心血管系统相关症状，复查 N 末端 B 型钠尿肽前体未见异常，复查心脏超声较前无明显改变。

三、病例讨论

限制型心肌病（restrictive cardiomyopathy，RCM）是一种较为罕见的心肌病，特征为限制型左心室病理生理学，即由于心肌硬度增加，导致舒张期开始时心室压力快速升高，充盈量仅小幅增加，或心室容量严重减少直至接近闭塞（心肌肥厚或心肌内膜增生导致），但心脏的收缩功能大多正常或仅有轻度受损。因此，临床上主要表现为射血分数保留的心力衰竭[1, 2]。诊断需除外缺血性心肌病、瓣膜性心脏病、心包疾病和先天性心脏病。RCM 在疾病早期常常症状较隐匿不易察觉。

RCM 的病因包括家族性、特发性和继发于不同的系统性疾病。家族性包括常染色体显性遗传（肌钙蛋白 I 基因突变、结蛋白基因突变[3]）；常染色体隐性遗传（如血色病、糖原贮积病）或 X 连锁遗传（如 Anderson-Fabry 病）。有些基因突变并非特异性导致限制型心肌病，也可引起肥厚型心肌病和扩张型心肌病。特发性 RCM 诊断需行心内膜心肌活检或整个心脏病理检查，病理检查未发现继发性因素的特异性表现，可能有一些退行性改变，如心肌细胞肥大、排列紊乱和间质纤维化。继发性 RCM 最常见的包括心肌淀粉样变、结节病和血色病心肌病变，其他如药物（蒽环类药物等）和放射线引起的心脏损害、嗜酸细胞心内膜炎、心内膜心肌纤维化等。而不同的病因类型，其临床表现也稍有差异。淀粉样变性可能表现为心力衰竭、晕厥、心房颤动、甚至猝死[4]，以及肾功能损害、胃肠道吸收不良等心外表现。心脏结节病则可能表现为心力衰竭、胸痛、室性心律失常、晕厥以及皮肤瘢痕疙瘩、视觉变化等心外表现[5]。

RCM 最常见需要与缩窄性心包炎鉴别，患者的既往史及家族史的采集有至关重要的意义。对于有胸部放疗史、羟氯喹或蒽环类药物用药史、多发性骨髓瘤、结节病病史等的患者，以及有心肌病家族史的患者需警惕 RCM 的存在。如果既往有肺结核、心脏手术，考虑心包缩窄可能性大。此外，在缩窄性心包炎中，心室大小、心肌厚度、瓣膜结构和射血分数均正常。临床上，缩窄性心包炎表现为唯一或主要的右心衰竭（sole or predominant right heart failure），而限制型心肌病常表现为双心室衰竭（biventricular failure）。

超声可以作为早期筛查、随访的重要工具。单次超声发现心室限制性充盈（可能由短暂的血流动力学改变引起）不足以诊断 RCM，因其在短时间内是动态且可逆的（即使用利尿剂缓解严重充血）。因此，"持续性"限制性病理生理学应为至少两次重复多普勒超声心动图上存在限制性充盈：就诊时和适当时间间隔后（如至少 6 个月）。在此期间，患者可能被定义为"疑似 RCM"，并查找病因。

RCM 患者心电图可见 QRS 低电压，具有非特异性 T 波改变，但无 Q 波，可见到心房颤动、房性期前收缩、房室传导阻滞、ST-T 异常等心律失常表现，以心房颤动最为常见。胸片用于辅助评估心力衰竭程度，有些患者中出现间质性肺水肿和少量双侧胸腔积液，但心脏大小正常。心脏磁共振检查有助于 RCM 确诊，可较清晰地显示心包结构，明确心包有无增厚钙化，钆延迟增强可显示心肌纤维化，也有助于诊断心肌淀粉样变性和血色病，有着高灵敏度和特异性。右心导管检查可同时进行心内膜心肌活检，是诊断特殊继发性心肌病的金标准，如心肌淀粉样变、糖原贮积症、血色病和嗜酸细胞浸润等。此外，心肌核素显像、基因检测、心内膜活检等也具有确诊意义。最新的研究进展显示，心脏淀粉样变的诊断现在可以通过组织活检来确认，而活检组织可从腹部脂肪垫或直肠和牙龈部位获得。只有在上述组织活检没有结论且临床强烈怀疑的情况下，可考虑进一步行心内膜心肌活检。

  RCM 治疗方面，目前尚无特异性疗法，主要是对因、对症治疗，目前尚缺乏非常有效的治疗手段。无法明确病因的患者则予积极对症治疗，心力衰竭患者主要为容量管理及针对心力衰竭的规范药物治疗，以改善生活质量、延缓心脏移植为治疗目标。而心力衰竭代偿阶段的患者，则予积极控制心律失常、抑制心肌重构、抗凝等治疗方案。利尿剂虽可减少呼吸困难和水肿，然而应避免过度利尿而影响血压，因为它会损害心室充盈，减少心输出量，甚至导致晕厥。维持窦性心律和通过电击或药物（胺碘酮）方法逆转心房颤动至关重要，这是因为心房颤动导致心房对心室充盈的贡献减少，并缩短了舒张充盈时间。β 受体阻滞剂有助于减少恶性心律失常的风险。洋地黄类在心房颤动和心力衰竭时可考虑使用，但在淀粉样变患者中存在禁忌。心肌淀粉样变合并心房颤动患者的血栓栓塞风险非常高，无论其 CHA2DS2–VASc 评分如何，都应进行抗凝治疗。心内膜心肌纤维化晚期可行心内膜剥脱术。最近有研究针对产生单克隆轻链的克隆浆细胞的化疗，已被尝试用作心脏淀粉样变的治疗方式。抗心律失常药物对预防限制型心肌病患者猝死无效，而早期植入埋藏式心律转复除颤器的疗效不肯定。针对本例患者，以胸痛起病，尚未出现心力衰竭，除外冠状动脉狭窄病变，诊断 RCM 后予控制心室率、抗凝、降压、抑制心肌重构等治疗，患者胸痛症状好转，且随访 8 个月亦未出现胸闷、胸痛或出现心功能不全等表现。

  RCM 患者相对罕见，目前的证据表明该类患者相较于其他类型的心肌病患者，心力衰竭发生率更高、心血管急性事件发生风险更大，未经规范治疗的患者病情进展迅速、预后差，故初始评估及早期治疗是该类疾病治疗的关键所在。

参考文献

[1] Kushwaha SS, Fallon JT, Fuster V. Restrictive cardiomyopathy[J]. N Engl J Med, 1997, 336(4): 267-276.

[2] Muchtar E, Blauwet LA, Gertz MA. Restrictive Cardiomyopathy: Genetics, Pathogenesis, Clinical Manifestations, Diagnosis, and Therapy[J]. Circ Res, 2017, 121(7): 819-837.

[3] Chintanaphol M, Orgil BO, Alberson NR, et al. Restrictive cardiomyopathy: from genetics and clinical overview to animal modeling[J]. Rev Cardiovasc Med, 2022, 23(3): 108.

[4] Papoutsidakis N, Miller EJ, Rodonski A, et al. Time Course of Common Clinical Manifestations in Patients with Transthyretin Cardiac Amyloidosis: Delay From Symptom Onset to Diagnosis[J]. J Card Fail, 2018, 24(2): 131-133.

[5] Markatis E, Afthinos A, Antonakis E, et al. Cardiac sarcoidosis: diagnosis and management[J]. Rev Cardiovasc Med, 2020, 21(3): 321-338.

病例10
心肌淀粉样变性的诊治

一、病历摘要

患者男性，65岁，身高180cm，体重69kg，BMI 21.3。主因"反复气促3个月，加重伴咳嗽、头晕2天"于2019年8月29日收入我院。

现病史：患者3个月前（2019年5月左右）无明显诱因出现气促，偶有胸闷、咳嗽，伴夜间不能平卧，于外院就诊。期间查N末端B型钠尿肽前体最高为8190pg/ml；胸片提示双侧大量胸腔积液；心脏超声提示左心房增大，左心室室壁肥厚，左心室舒张功能减退、收缩功能正常，LVEF 60%；冠状动脉造影提示回旋支中段30%狭窄，余冠状动脉未见异常；左心室造影提示左心室收缩功能正常，肌小梁明显显影，心脏腔呈斑驳样改变。经治疗后（具体用药不详）症状好转，出院后患者规律服用"培哚普利、美托洛尔、螺内酯"等药物，但自测血压偏低，波动在70～80/40～50mmHg。2天前，患者气促加重，伴咳嗽、头晕，咳粉红色泡沫痰，无发热、胸痛、头痛、恶心、呕吐、四肢活动障碍等，予外院行肺部CT平扫提示双肺多发感染、头颅CT平扫提示双侧放射冠多发腔隙性脑梗死。患者为进一步诊治至我院就诊并收入院。

既往史及个人史：高血压病病史2年余，最高血压150/80mmHg，规律服用培哚普利4mg 1次/日，血压控制于120～130/70～80mmHg。近3个月出现血压明显下降，波动在70～80/40～50mmHg，入院前培哚普利减量至2mg 1次/日。发现肾功能不全8年，血肌酐水平不详，发现"肾囊肿、肾结石"病史，具体不详。长期大量吸烟史20余年，已戒烟10余年。余无特殊。

入院查体： 体温36.3℃，脉搏67次/分，呼吸19次/分，血压84/58mmHg［多巴胺4μg/（kg·min）静脉泵入］。神志清楚，颈静脉充盈。双肺呼吸音清，双肺底未闻及干湿啰音。心界正常，心率67次/分，律齐，未闻及明显病理性杂音。腹软，无压痛及反跳痛，肝颈静脉回流征阳性。双下肢轻度凹陷性水肿。

入院诊断：

慢性心力衰竭急性加重

 心肌病待查

  限制型心肌病可能性大

 心功能Ⅲ级（NYHA分级）

肺部感染

高血压病Ⅰ级（极高危组）

肾功能不全

腔隙性脑梗死

入院后辅助检查：

1. 抽血化验

血常规：白细胞计数 10.53×10^9/L↑，中性粒细胞百分比86.8%↑，血红蛋白115g/L↓，血小板计数 130×10^9/L。

肾功能：尿素氮15.70mmol/L↑，尿酸548μmol/L↑，肌酐183μmol/L↑，估测肾小球滤过率为32.6ml/（min·1.73m²）↓。

N末端B型钠尿肽前体24 548pg/ml↑。高敏肌钙蛋白 I 0.208ng/ml↑，高敏肌钙蛋白 T 0.166ng/ml↑。

降钙素原0.414ng/ml。C反应蛋白134.2mg/L↑。

二便常规、肝功能、电解质、心肌酶谱、凝血功能、甲状腺功能等结果大致正常。

2. 心电图　提示窦性心律，心率71次/分，左心房增大，肢体导联低电压，胸导联R波递增不良（病例10图1）。

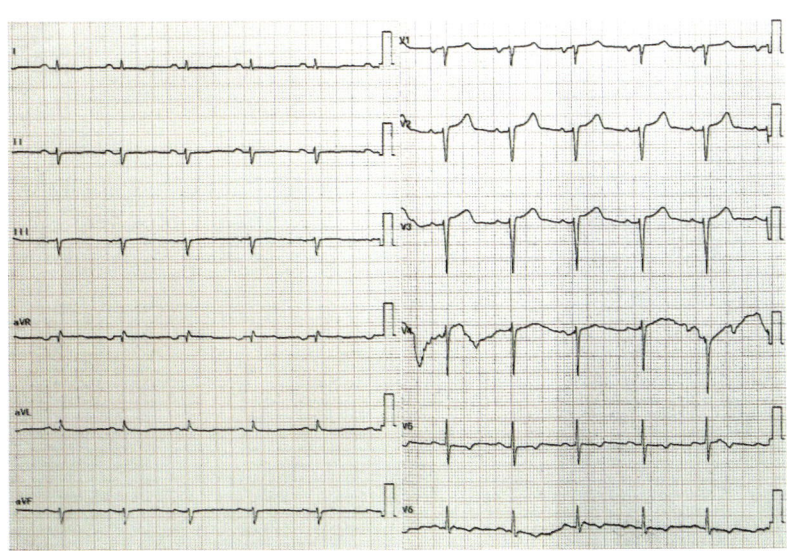

病例10图1　入院心电图

3．胸片　提示双肺纹理增重，左侧少量胸腔积液。

4．心脏超声　提示双心房扩大，左心房前后径43mm，左右径57mm，上下径72mm，右心房左右径45mm，上下径55mm，左心室舒张末径44mm，右心室前后径20mm。左、右心室壁肥厚，室间隔17mm，左心室后壁15mm，右心室前壁6mm。二尖瓣轻度反流，估测肺动脉收缩压24mmHg，二尖瓣瓣环运动速度Ea = 5cm/s，E/Ea = 20。左心室收缩功能正常，LVEF 55%，舒张功能显著下降（病例10图2）。

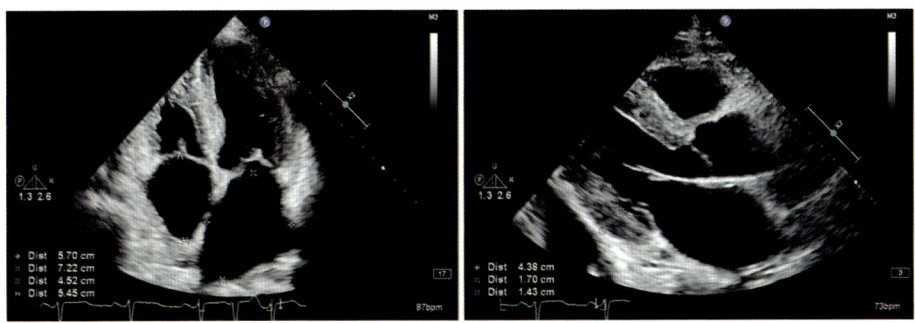

病例10图2　心脏超声提示双心房扩大，左右心室壁肥厚

5. 腹部超声 提示肝囊肿（13mm×11mm），胆囊多发结石，较大者约 4mm×3mm，双肾多发囊肿，较大者 28mm×23mm。

二、诊疗经过

1. 心力衰竭的诊断 如病例10图3所示，根据患者的症状、体征及初步检查化验结果，患者心力衰竭的诊断明确，属于射血分数保留心力衰竭。

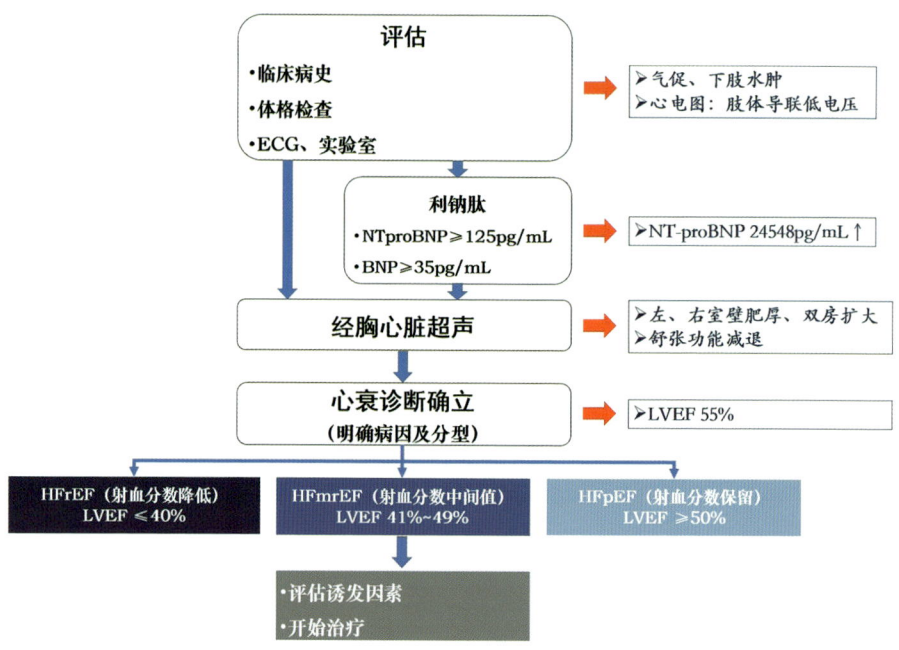

病例10图3 疑似心力衰竭患者的诊断流程

2. 心力衰竭的病因 根据左心室室壁是否增厚，射血分数保留的心力衰竭常见病因及诊断流程如病例10图4所示[1]。本例患者，超声提示左心室室壁增厚，双心房扩大，结合目前资料，最可能的诊断为心肌淀粉样变性。

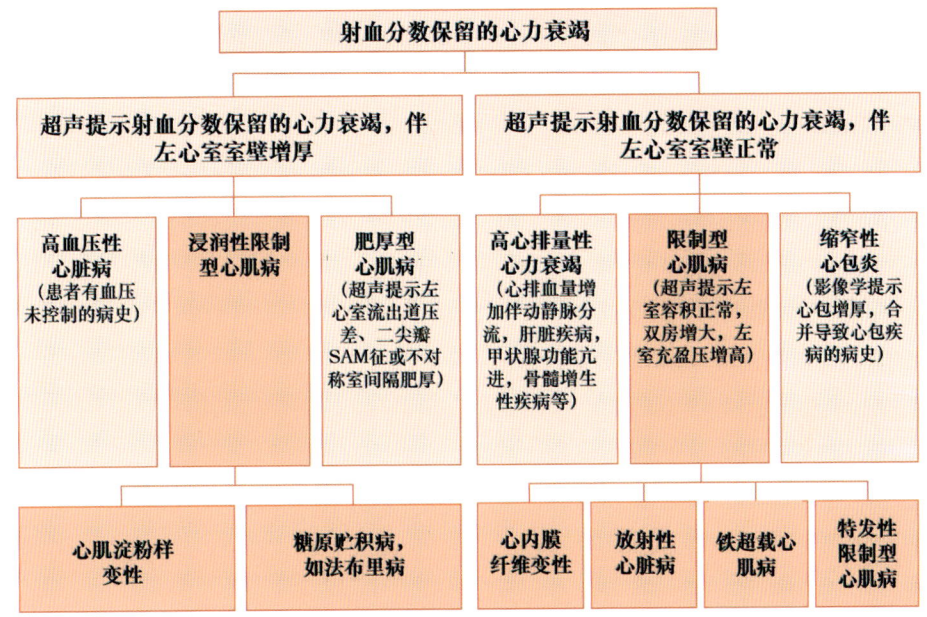

病例10图4 射血分数保留的心力衰竭病因诊断流程

3. 进一步的辅助检查 住院期间，我们进一步完善了血尿蛋白电泳、血游离轻链蛋白、心脏磁共振等检查。蛋白电泳化验提示：血清蛋白电泳未发现M蛋白；血清免疫固定电泳见IgA、λ泳道发现疑似异常单克隆条带；尿蛋白电泳定量可见M蛋白（M：23.6%）；尿本周氏蛋白电泳阳性，类型为λ游离轻链型。血游离轻链定量提示Kappa轻链41.32mg/L↑，Lamda轻链1123.18mg/L↑，两者比值为0.0368↓。心脏磁共振提示左心房增大，左心室不大，左心室各段室壁较均匀增厚（间隔13～18mm，侧壁8～15mm，下壁10～15mm），左心室整体收缩功能稍减低（LVEF 50%），舒张功能明显降低，右室壁偏厚（前壁4～6mm）；延迟强化见左心室室壁均见弥漫透壁磨玻璃样较均匀强化，以内膜下心肌强化为著，可见"轨道征"，房室瓣亦见较均匀强化（病例10图5）。经过与患者、家属沟通，同意行心肌活检明确诊断（病例10图6），最后确诊为心肌淀粉样变性（AL型）。

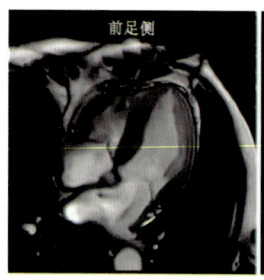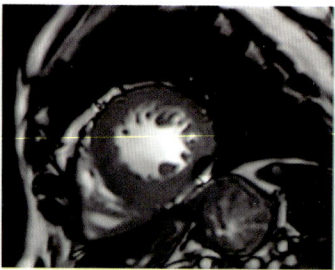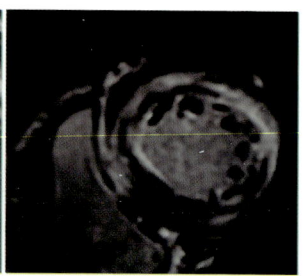

病例10图5　心脏磁共振提示左心室室壁增厚，延迟强化见透壁磨玻璃样强化

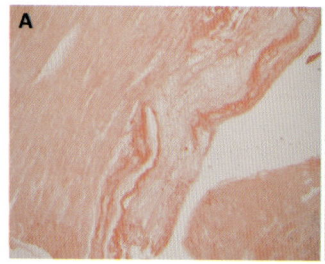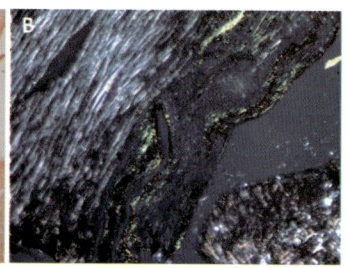

病例10图6　心肌活检

A：见少量刚果红阳性物质沉积；B：偏振光下为苹果绿色双折光。

4. 治疗　我院住院以对症治疗为主。对于心肌淀粉样变性，常见对症治疗包括[2]：①容量管理，利尿剂以袢利尿剂为主，避免使用噻嗪类利尿剂；②避免使用ACEI/ARB；③停用β受体阻滞剂；④禁用钙拮抗剂；⑤禁用地高辛；⑥早期抗凝，出现心房颤动则更需要；⑦监测有无传导阻滞的发生，起搏器适用于有心脏传导阻滞或症状性心动过缓的患者；⑧胺碘酮是控制心室率的首选药物，β受体阻滞剂仅限于其他治疗方案无效的心房颤动合并快速心室率患者；⑨与血液科携手，对于有条件患者，进行心脏移植的评估。

出院诊断：

心肌淀粉样变性（AL型）

　　射血分数保留心力衰竭

　　双心房扩大

　　二尖瓣轻度反流

　　心功能Ⅲ级（NYHA分级）

肺部感染

高血压 1 级（极高危）

慢性肾功能不全

胆囊结石

肝囊肿

肾囊肿

腔隙性脑梗死

随访：此次出院后患者病情好转，转至外院血液科进一步诊治。期间完善了血液骨髓细胞学检查，涂片见 6% 浆细胞，基本除外多发性骨髓瘤。期间以"ID 方案"进行抗浆细胞治疗，具体为"伊沙佐米 3mg 第 1 天、第 11 天、第 21 天＋地塞米松 20mg 第 1 天、第 11 天、第 21 天"。患者于 2019 年 11 月再次因心力衰竭加重至我院就诊，经治疗后病情好转出院。最终于 2021 年 1 月死亡（确诊后生存 16 个月）。

三、病例讨论

淀粉样变性（amyloidosis）指淀粉样蛋白（amyloid，不可溶的纤维性的淀粉物质）沉积在细胞外基质，造成沉积部位组织和器官损伤的一组疾病。根据累及器官可分为局限性和系统性淀粉样变。前者多发生在内分泌腺体中，其发病或与血液透析、癌症等有关。最常见的甲状腺局限性淀粉样变性几乎均伴发于甲状腺髓样癌，胰岛局限性淀粉样变性多伴发于胰岛细胞瘤。后者则是由于淀粉样蛋白在全身细胞外组织间隙中沉积。系统性淀粉样变性又可以分类为：原发性淀粉样变性（AL）、家族性淀粉样变性（AF）、继发性淀粉样变性（AA）、老年性系统性淀粉样变性（现在称为 ATTRwt，由于野生型转甲状腺素蛋白错误折叠引起）[3]。

最常见沉积于心肌的淀粉样蛋白包括免疫球蛋白轻链（immunoglobulin light chain amyloidosis，AL）和转甲状腺素蛋白（ATTR），占 98% 左右[4]。AL 类型的特点表现为多器官受累，病情重，进展快，治疗困难，病死率高，主要分为 λ 轻链型和 κ 轻链型。临床上以 λ 轻链型为主，占 AL 型淀粉样变性的 80%～85%。患者 2/3 为男性，首诊平均 67 岁，最常见的临床表现为心力衰竭、限制型心肌病、心律失常和体位性低血压等，1/3 以上患者存在多浆膜腔积液，80.8% 患者存在左室肥厚，近 60% 患者出现严重的左室限制性舒张功能障碍和左室收缩功能减低。当心力衰竭症状出现后，如无治疗平均生存期仅 6 个月。如出现劳力性晕厥，3 个月内猝死率很高，可惜的是 ICD 不改善预后（电机械分离而非室性心律失常）。ATTR 型主要包括 ATTRv 型（遗传型）和 ATTRwt 型（野生型），前者属于常染色体显性遗传，50% 遗传给后代，> 100 种 TTR 基因位点突变。后者 95% 为男性，首诊年龄为 76 岁，尸检研究发现 80 岁以上人群中存在心肌 ATTR 沉积者占 25%～50%，75 岁以射血分数保留的心力衰竭患者存在心肌 ATTR 沉积者占 30%～40%[5, 6]。

心肌淀粉样变性的诊断线索包括：左心室室壁肥厚 ≥ 12mm，合并：①年龄 ≥ 65 岁、射血分数保留心力衰竭（LVEF ≥ 40 岁）；②心电图无左心室高电压表现（与左心室室壁肥厚矛盾，50%～70% 患者出现 R 波递增不良，导致误诊为冠心病）；③血压偏低，尤其是体位性低血压；④其他系统受累症状或病史［肌钙蛋白持续低水平升高；因低血压不耐受血管紧张素系统抑制剂和（或）β 受体阻滞剂；多发外周神经病或伴自主神经功能障碍，如不明原因腹泻与便秘，尿潴留、尿失禁等；家族成员有类似症状；老年人双侧腕管综合征和（或）腰椎管狭窄；反复双眼白内障等］[2, 4, 7]。

超声是筛查和识别心肌淀粉样变性的最好工具。超声下左心室室壁厚度 ≥ 12mm、LVEF 40% 的心力衰竭患者，需警惕心肌淀粉样变性。心肌淀粉样变性的超声声学影像特征如下：心肌内颗粒样强回声、房间隔厚度增加和心脏瓣膜增厚、少量心包积液以及限制性舒张功能障碍（病例 10 图 7）。应变显像（表现为纵向应变峰值绝对值降低）可以更早地发现收缩功能异常，尤其是出现特征性的"心尖保留"模式[8]。

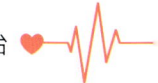

肺部感染

高血压 1 级（极高危）

慢性肾功能不全

胆囊结石

肝囊肿

肾囊肿

腔隙性脑梗死

随访： 此次出院后患者病情好转，转至外院血液科进一步诊治。期间完善了血液骨髓细胞学检查，涂片见 6% 浆细胞，基本除外多发性骨髓瘤。期间以 "ID 方案" 进行抗浆细胞治疗，具体为 "伊沙佐米 3mg 第 1 天、第 11 天、第 21 天＋地塞米松 20mg 第 1 天、第 11 天、第 21 天"。患者于 2019 年 11 月再次因心力衰竭加重至我院就诊，经治疗后病情好转出院。最终于 2021 年 1 月死亡（确诊后生存 16 个月）。

三、病例讨论

淀粉样变性（amyloidosis）指淀粉样蛋白（amyloid，不可溶的纤维性的淀粉物质）沉积在细胞外基质，造成沉积部位组织和器官损伤的一组疾病。根据累及器官可分为局限性和系统性淀粉样变。前者多发生在内分泌腺体中，其发病或与血液透析、癌症等有关。最常见的甲状腺局限性淀粉样变性几乎均伴发于甲状腺髓样癌，胰岛局限性淀粉样变性多伴发于胰岛细胞瘤。后者则是由于淀粉样蛋白在全身细胞外组织间隙中沉积。系统性淀粉样变性又可以分类为：原发性淀粉样变性（AL）、家族性淀粉样变性（AF）、继发性淀粉样变性（AA）、老年性系统性淀粉样变性（现在称为 ATTRwt，由于野生型转甲状腺素蛋白错误折叠引起）[3]。

最常见沉积于心肌的淀粉样蛋白包括免疫球蛋白轻链（immunoglobulin light chain amyloidosis，AL）和转甲状腺素蛋白（ATTR），占 98% 左右[4]。AL 类型的特点表现为多器官受累，病情重，进展快，治疗困难，病死率高，主要分为 λ 轻链型和 κ 轻链型。临床上以 λ 轻链型为主，占 AL 型淀粉样变性的 80%～85%。患者 2/3 为男性，首诊平均 67 岁，最常见的临床表现为心力衰竭、限制型心肌病、心律失常和体位性低血压等，1/3 以上患者存在多浆膜腔积液，80.8% 患者存在左室肥厚，近 60% 患者出现严重的左室限制性舒张功能障碍和左室收缩功能减低。当心力衰竭症状出现后，如无治疗平均生存期仅 6 个月。如出现劳力性晕厥，3 个月内猝死率很高，可惜的是 ICD 不改善预后（电机械分离而非室性心律失常）。ATTR 型主要包括 ATTRv 型（遗传型）和 ATTRwt 型（野生型），前者属于常染色体显性遗传，50% 遗传给后代，＞100 种 TTR 基因位点突变。后者 95% 为男性，首诊年龄为 76 岁，尸检研究发现 80 岁以上人群中存在心肌 ATTR 沉积者占 25%～50%，75 岁以射血分数保留的心力衰竭患者存在心肌 ATTR 沉积者占 30%～40%[5, 6]。

心肌淀粉样变性的诊断线索包括：左心室室壁肥厚 ≥ 12mm，合并：①年龄 ≥ 65 岁、射血分数保留心力衰竭（LVEF ≥ 40 岁）；②心电图无左心室高电压表现（与左心室室壁肥厚矛盾，50%～70% 患者出现 R 波递增不良，导致误诊为冠心病）；③血压偏低，尤其是体位性低血压；④其他系统受累症状或病史［肌钙蛋白持续低水平升高；因低血压不耐受血管紧张素系统抑制剂和（或）β 受体阻滞剂；多发外周神经病或伴自主神经功能障碍，如不明原因腹泻与便秘，尿潴留、尿失禁等；家族成员有类似症状；老年人双侧腕管综合征和（或）腰椎管狭窄；反复双眼白内障等］[2, 4, 7]。

超声是筛查和识别心肌淀粉样变性的最好工具。超声下左心室室壁厚度 ≥ 12mm、LVEF 40% 的心力衰竭患者，需警惕心肌淀粉样变性。心肌淀粉样变性的超声声学影像特征如下：心肌内颗粒样强回声、房间隔厚度增加和心脏瓣膜增厚、少量心包积液以及限制性舒张功能障碍（病例 10 图 7）。应变显像（表现为纵向应变峰值绝对值降低）可以更早地发现收缩功能异常，尤其是出现特征性的"心尖保留"模式[8]。

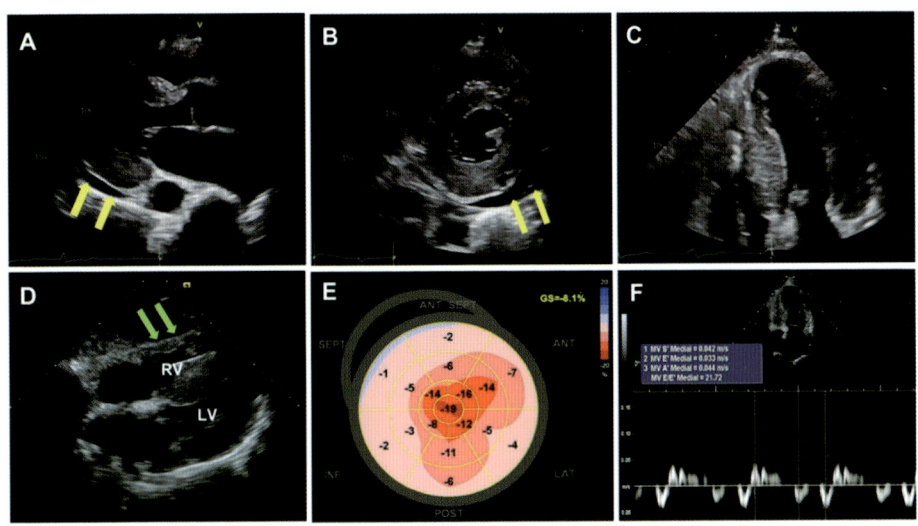

病例10图7　心脏淀粉样变性的心脏超声特征表现

A～C：左心室室壁厚度≥12mm，心肌纹理呈颗粒状，少量心包积液，箭头所示；D：箭头所示右心室游离壁肥大；E：应变显像见心尖纵向应变保留，呈牛眼状或樱桃状；F：舒张功能恶化。

心脏磁共振检查不仅可以评价心脏的结构和功能，还可以显示心肌的组织学特征。弥漫性心内膜下延迟强化最具特异性，不符合冠状动脉供血的区域分布，心房、心室、房室瓣均可受累，但可存在10%～20%假阴性或假阳性。其他影像学检查，如无创核素显像对ATTR型心肌淀粉样变性具有较高的敏感性。

心内膜心肌活检仍是心肌淀粉样变性的诊断金标准：刚果红染色阳性，偏振光显微镜观察淀粉样沉积物呈苹果绿双折射即可确诊，亚型鉴定需要进一步免疫组织化学染色、免疫荧光或质谱分析。初步筛查时发现有单克隆免疫球蛋白的患者需行骨髓活检，以排除是否并发多发性骨髓瘤。初始检查首选受累器官或腹壁脂肪活检。70%～80% AL型患者脂肪活检阳性，ATTRv型67%阳性，ATTRwt型14%阳性。心外部位（例如腹壁脂肪、直肠、牙龈或其他软组织）的活检结果阳性，并且伴有心脏受累的影像学证据，则不需要再行心内膜心肌活检即可诊断[9]。

化验检查方面，联合血清蛋白电泳、血/尿免疫固定电泳和血清游离轻链检测，能够鉴定是否存在单克隆免疫球蛋白，并且可作为后续疗效监测的主要指标。N 末端 B 型钠尿肽前体和肌钙蛋白不具特异性，但是可评价心肌淀粉样变性的严重程度，与预后相关，如持续升高暗示预后不良。

2023 年 ACC 专家共识中，对于心肌淀粉样变性的推荐诊断流程如下[10]（病例 10 图 8）。2021 年 ESC 关于心肌淀粉样变性的科学声明中指出[11]，治疗主要包括两个方面：并发症的预防和阻止或延缓淀粉样蛋白的沉积，清除淀粉样物质（病例 10 图 9）。目前 AL 型心肌淀粉样变性的主要治疗方案都是针对克隆性浆细胞的治疗，需要与血液科共同制订合适的治疗方案。而 ATTR 型心肌淀粉样变性，近年来已有各种稳定转甲状腺素蛋白结构或减少产生的新药在研发或上市。

最后，心肌淀粉样变性临床上具有隐匿性、需要多学科诊疗的病种，诊断和治疗均有其特殊之处。诊断上应重视早期症状的甄别和筛查，及早发现疑似病例，并通过组织活检明确诊断。治疗应建立在器官功能全面评估和危险分层的基础上，选择合理的治疗方案，同时治疗过程中应注意重要器官的支持治疗和并发症的预防。

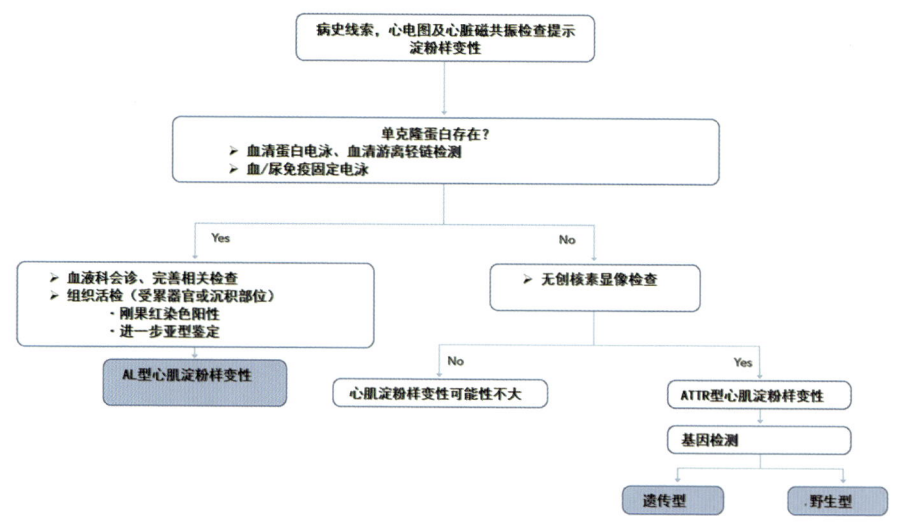

病例10图8 心脏淀粉样变性的诊断流程

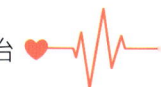

主动脉瓣狭窄（AS）	血栓形成	心脏传导异常
● 严重的AS预示着更差的预后。 ● 伴随ATTRwt的风险因素，围手术期房室传导阻滞升高。 ● TAVR手术改善淀粉样-AS的预后。	● 高风险，常见。 ● 合并房颤需抗凝，特定的窦律患者中考虑。 ● 抗凝独立于CHA2DS2-VASc评分。	● 根据标准适应症进行起搏器治疗。 ● 如果预计有较高的起搏负荷，可以考虑CRT治疗。
心力衰竭	心房颤动	室性心律失常
● 容量管理。 ● 利尿剂。 ● 不处方β受体阻滞剂。 ● 避免使用ACEI/ARB。 ● 左心室辅助不适合大多数病人。 ● 心脏移植适用于特定病例。	● 首选胺碘酮。 ● 谨慎使用地高辛。 ● 电复律有很大的并发症风险，房颤复发很常见。 ● 在电复律前应排除血栓。 ● 房颤消融数据少且有争议。	● ICD二级预防。 ● 通常不建议在一级预防中使用ICD。 ● 经静脉ICD优先于皮下ICD。

病例10图9　心脏淀粉样变性的治疗

参考文献

[1] Pereira NL, Grogan M, Dec GW.Spectrum of Restrictive and Infiltrative Cardiomyopathies: Part 1 of a 2-Part Series[J].J Am Coll Cardiol, 2018, 71(10): 1130-1148.

[2] 刘志红, 黄晓军, 黄湘华, 等.系统性轻链型淀粉样变性诊断和治疗指南(2021年修订)[J].中华医学杂志, 2021, 101(22): 1646-1656.

[3] Dogan A.Amyloidosis: Insights from Proteomics[J].Annu Rev Pathol, 2017, 12: 277-304.

[4] Garcia-Pavia P, Rapezzi C, Adler Y, et al.Diagnosis and treatment of cardiac amyloidosis.A position statement of the European Society of Cardiology Working Group on Myocardial and Pericardial Diseases[J].Eur J Heart Fail, 2021, 23(4): 512-526.

[5] Hasib SM, Gertz MA.Immunoglobulin light chain amyloidosis diagnosis and treatment algorithm 2021[J].Blood Cancer J, 2021, 11(5): 90.

[6] Kittleson MM, Ruberg FL, Ambardekar AV, et al.2023 ACC Expert Consensus

Decision Pathway on Comprehensive Multidisciplinary Care for the Patient With Cardiac Amyloidosis: A Report of the American College of Cardiology Solution Set Oversight Committee[J].J Am Coll Cardiol, 2023, 81(11): 1076-1126.

[7] Kittleson MM, Maurer MS, Ambardekar AV, et al.Cardiac Amyloidosis: Evolving Diagnosis and Management: A Scientific Statement From the American Heart Association[J].Circulation, 2020, 142(1): e7-e22.

[8] Jung MH, Chang S, Han EJ, et al.Multimodal Imaging and Biomarkers in Cardiac Amyloidosis[J].Diagnostics(Basel), 2022, 12(3): 627.

[9] Griffin JM, Rosenblum H, Maurer MS.Pathophysiology and Therapeutic Approaches to Cardiac Amyloidosis[J].Circ Res, 2021, 128(10): 1554-1575.

[10] Kittleson MM, Ruberg FL, Ambardekar AV, et al.2023 ACC Expert Consensus Decision Pathway on Comprehensive Multidisciplinary Care for the Patient With Cardiac Amyloidosis: A Report of the American College of Cardiology Solution Set Oversight Committee[J].J Am Coll Cardiol, 2023, 81(11): 1076-1126.

[11] Garcia-Pavia P, Rapezzi C, Adler Y, et al.Diagnosis and treatment of cardiac amyloidosis.A position statement of the European Society of Cardiology Working Group on Myocardial and Pericardial Diseases[J].Eur J Heart Fail, 2021, 23(4): 512-526.

病例11

限制性表型的肥厚型心肌病患者的重生

一、病历摘要

患者女性，50岁，身高155cm，体重61kg，BMI 25.4。主因"反复胸闷、气促9年余，再发伴双下肢水肿3天"于2021年5月7日收入我院。

现病史：患者9年前开始出现气促，多于长距离步行或爬2~3层楼梯时出现，停下休息后可迅速缓解，曾就诊多个医院，查心脏超声提示：肥厚型心肌病可能（非梗阻性心尖肥厚型），心包积液（轻-中量），室间隔厚度16mm，左室后壁厚度9mm；动态心电图：心房颤动，最慢心率38次/分，平均心率67次/分；长期服用"托拉塞米、美托洛尔缓释片"等药物，期间活动后气促有所缓解。4年前，患者就诊我院，查心脏超声：左室壁肥厚，以心尖段显著，考虑肥厚型心肌病，双房扩大、三尖瓣轻度反流，轻度肺高压，左室收缩功能未见异常，舒张功能显著减低（左室舒张末期容积38ml）；中-大量心包积液。予积极抗心力衰竭治疗好转。2年前再发气促，外院就诊加用"沙库巴曲缬沙坦50mg 2次/日"治疗，症状无明显改善。1年前我院查心脏磁共振：心尖肥厚型心肌病，伴广泛心肌纤维化，左心收缩及舒张功能减低，双房大，心包中-大量积液。心脏超声LVEF 51%，肥厚型心肌病、心尖部瘤样膨出。1个月前，患者出现全身水肿，经积极利尿、抗凝治疗好转。3天前，患者出现尿少，双下肢水肿加重，无阵发夜间呼吸困难、端坐呼吸。为行进一步治疗就诊我院。

既往史及个人史：育2产2，已绝经。有高脂血症6年、肾功能不全2年，糖耐量异常2个月。2个儿子均患有肥厚型心肌病。患者本人及其2个儿子曾于北京某医院进行基因检测，存在MYH7基因变异。

入院查体： 体温 36.6 ℃，脉搏 73 次/分，呼吸 19 次/分，血压 83/45mmHg。神清，颈静脉怒张。双肺呼吸音低，未闻及干湿性啰音。心率 80 次/分，心律绝对不齐，心音较弱，未闻及心脏杂音。腹平软，全腹无压痛及反跳痛，肝脾触诊不满意，移动性浊音阴性，肠鸣音正常。双下肢重度水肿。

入院诊断：

肥厚型心肌病

 双房扩大

 右室扩大

  三尖瓣重度关闭不全

心律失常

  心房颤动

多浆膜腔积液

 心力衰竭

  心功能Ⅳ级（NYHA 分级）

高脂血症

肾功能不全

糖耐量异常

入院后辅助检查：

1. 抽血化验

高敏肌钙蛋白 I 2.865ng/ml ↑，高敏肌钙蛋白 T 0.138ng/ml ↑。N 末端 B 型钠尿肽前体 12080pg/ml ↑。

肝功能：总胆红素 23.8μmol/L，直接胆红素 12.6μmol/L，余项目正常。

肾功能：肌酐 286μmol/L，尿素氮 30mmol/L，尿酸 851μmol/L，估测肾小球滤过率为 15ml/min ↓。经利尿等抗心力衰竭治疗后肌酐降至 110μmol/L，估测肾小球滤过率为 48ml/min。

血钾 5.54mmol/L，治疗后降至正常范围。

血脂：总胆固醇 6.54mmol/L，甘油三酯 1.22mmol/L，高密度脂蛋白胆固醇 0.93mmol/L，低密度脂蛋白胆固醇 4.59mmol/L。

空腹血糖 6.89mmol/L，餐后 2 小时血糖 10.69mmol/L，糖化血红蛋白 6.53%。

三大常规、心肌酶、超敏 C 反应蛋白、血沉、血小板压积、甲状腺功能、乙型肝炎、丙型肝炎、梅毒、艾滋病、血清游离轻链、血清蛋白电泳、血清免疫固定电泳、尿免疫固定电泳无明显异常。

2．心电图　提示心房颤动心律，心室率 81 次 / 分，R 波递增不良，肢体导联低电压（病例 11 图 1）。

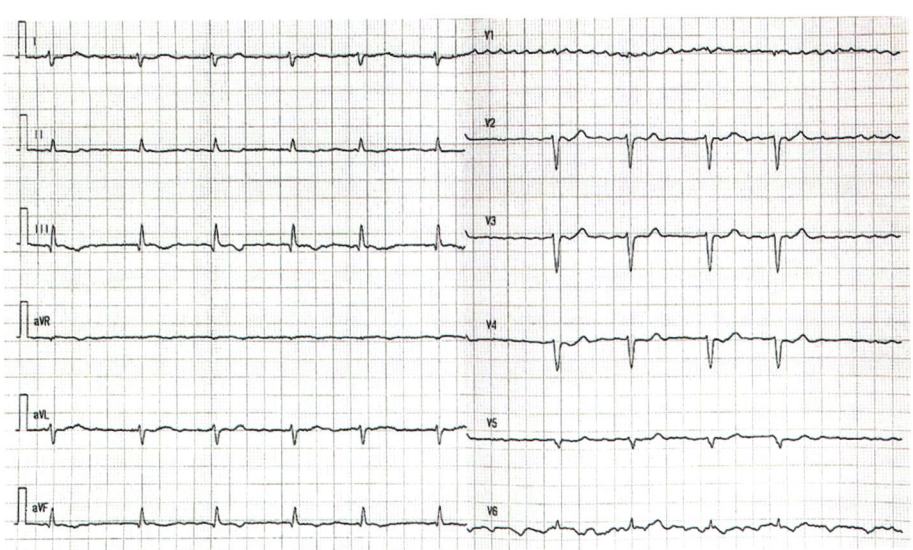

病例11图1　患者入院心电图

3．心脏超声　提示左心室内径正常范围，室间隔中段（15mm）及心尖段心肌肥厚，心尖部细长狭小，略呈瘤样膨出；双房扩大，左心房前后径 40mm，左右径 48mm，上下径 81mm，右心房左右径 45mm，上下径 66mm；右心室扩大，前后径 28mm，左右径 41mm；三尖瓣环内径 37mm，瓣叶关闭不拢；余瓣膜形态及活动可。多普勒显示三尖瓣重度反流，估测肺动脉收缩压 23mmHg；左心室收缩功能轻度减弱，舒张显著受限，可见 L-Wave，LVEF 45%，右心室室壁运动尚可。心包腔探及液性暗区，局限于右心周围，右心房顶部 23mm，右心室游离壁 8mm。下腔静脉内径 23mm，吸气塌陷率 < 50%（病例 11 图 2）。

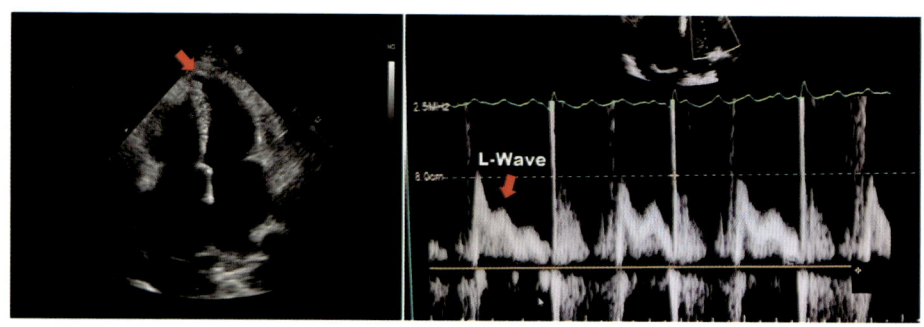

病例11图2　心脏超声

左图箭头示心尖略呈瘤样膨出，右图箭头示 L-Wave，反映明显延长的左心室舒张引起舒张中期血流异常。

4. 胸片　提示心影显著增大，不除外心包积液；右肺新见少许炎性灶，双侧胸腔积液（病例 11 图 3）。

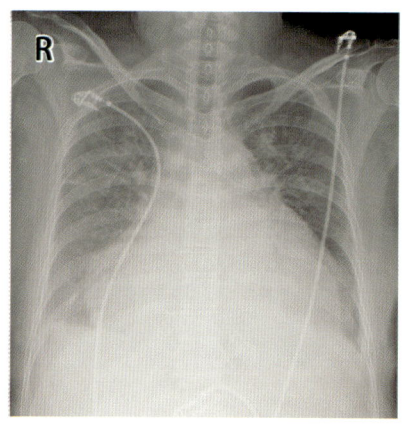

病例11图3　胸片提示心影显著增大，双侧胸腔积液，右下肺感染

5. 心脏磁共振检查　提示心尖部舒张末期"黑桃尖"样改变。延迟强化见室间隔近中段右室插入部斑片状异常强化，左室壁中远段及心尖肌壁内可见多发斑片、片絮状强化。左心收缩及舒张功能减低（EF 值 43%，EDV 63.2ml），右心功能稍减低（EF 值 39%，右心 EDV 83.7ml）；双房及右室增大，

右室壁不厚，三尖瓣重度反流。心包中量积液。符合心尖肥厚型心肌病改变（病例11图4）。

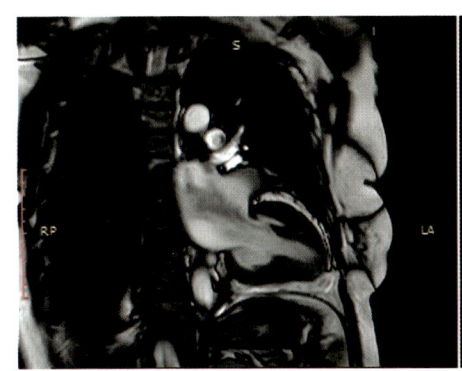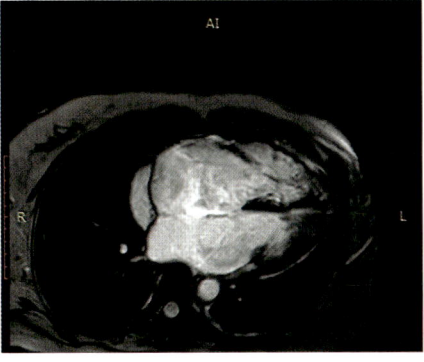

病例11图4　磁共振所见

左图：心尖呈"黑桃尖"样改变；右图：延迟强化见左室壁中远段及心尖肌壁多发斑片、片絮状强化。

二、诊疗经过

患者肥厚型心肌病诊断明确，既往曾反复于我院住院诊治。此次因心力衰竭加重再次入院，药物治疗包括：利尿（托拉塞米、布美他尼、托伐普坦、螺内酯等）、华法林抗凝、强心等。期间患者间断出现心房颤动伴快速心室率，予静脉毛花甙丙对症处理。但效果不明显，需要极大剂量静脉利尿剂，无法脱离血管活性药物，仍见大量积液（病例11表1）。

病例11表1　治疗期间患者仍见大量积液

超声检查	2021年5月8日	2021年5月20日	2021年5月24日
胸腔积液	左：29mm 右：36mm	左：62mm 右：82mm （当日行右侧胸穿引流2000ml）	左：58mm 右：无
腹腔积液	未发现		肝肾间隙：21mm；下腹：19mm；脾周：5mm
心包积液	右房顶部23mm		右房顶部14mm

对于这种心肌病终末期心力衰竭，当前常规药物治疗已无法控制心力衰竭进展。在器械治疗方面，患者无 CRT 指征，而 ICD 治疗不能纠正终末期状态，患者全心衰竭，左心室辅助治疗显然不合适。在与患者及家属充分沟通后，我们进行了心脏移植治疗的各种检查及准备。其中，心肺运动试验提示运动中最大摄氧量 5.2ml/（kg·min），占预计值 21%，运动耐量极重度下降，二氧化碳通气当量斜率（VE/VCO$_2$–slope）：47.965，达到心脏移植的绝对适应证。幸运的是，最终在 2021 年 7 月 17 日等来合适心脏供体行心脏移植手术。

术后病理显示心肌细胞肥大、空泡变性，部分排列紊乱显著，间质纤维组织增生、纤维瘢痕形成，心内膜增厚，小血管增厚。心外膜增厚，见多量以淋巴细胞为主的浸润，符合肥厚型心肌病的改变（病例 11 图 5）。

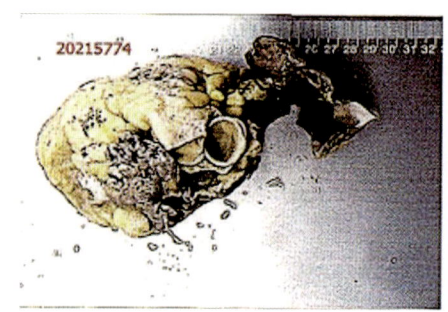
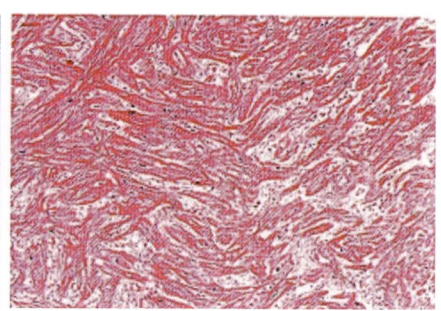

病例11图5　心脏病理检查

出院诊断：

肥厚型心肌病

心房颤动（已纠正）

心力衰竭

多浆膜腔积液

心功能Ⅳ级（NYHA 分级）

肺部感染

肾功能不全

中度贫血

高尿酸血症

病例 11 限制性表型的肥厚型心肌病患者的重生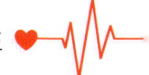

高脂血症

随访：目前门诊随访 21 个月，患者坚持服药，生活质量可。2023 年 3 月 1 日复查肾功能已正常；心脏超声见各心腔内径正常范围，左心室室壁肥厚（室间隔 13.5mm，后壁 11mm），心包腔未见液性回声，各瓣膜形态、结构及启闭未见异常；多普勒检查见二、三尖瓣轻度反流；左、右心室室壁运动正常，LVEF 63%。下腔静脉内径 13mm，吸气塌陷率＞ 50%。

三、病例讨论

肥厚型心肌病（hypertrophic cardiomyopathy，HCM）是一种异质性心肌疾病，最常由常染色体显性肌瘤基因突变引起，是人类最常见的单基因心肌病。迄今以来，已经发现至少 8 个编码心肌肌小节相关蛋白的基因，包括：MYH7、MYL2、MYL3、MYBPC3、TNNT2、TNNI3、TPM1、ACTC1 等，其中 MYBPC3 和 MYH7 基因是 HCM 患者最常见的致病基因，合共占基因变异阳性 HCM 患者的 70%[1]。本例患者，其本人及其 2 个儿子曾于北京某医院进行基因检测，存在 MYH7 基因变异，结合移植术后的病理检查，HCM 诊断明确。

根据心肌肥厚部位，HCM 可以分为：①室间隔肥厚：临床最常见表型，诊断标准为舒张末期室间隔与左心室后壁厚度之比≥ 1.3 ~ 1.5；②心尖部肥厚：肥厚主要累及左心室乳头肌以下的心尖部，诊断标准为舒张末期左心室心尖部最大室壁厚度≥ 15mm，左心室心尖部与后壁最大厚度之比≥ 1.5；③左心室中部肥厚：又称心室中部梗阻性 HCM，是指左心室中部乳头肌水平及心室间隔中部心肌肥厚，伴左心室心尖部与基底部之间收缩末期压差（峰值压差≥ 30mmHg）。与典型 HCM 相比，心尖肥厚型 HCM 更具散发性，并非罕见，在亚洲人群中占 HCM 的 25%，非亚洲人群中占 1% ~ 10%[2]，除此之外，心尖肥厚型 HCM 的发病年龄相对较轻，阳性家族史相对较少，全因死亡率在 0.5% ~ 4%[3]。

左心室舒张功能异常发生在大多数 HCM 患者中，长期以来被认为是症状和运动限制的决定因素，并且舒张功能异常是轻微的，在过去印象中，舒张功能异常更多见于室间隔肥厚和左心室中部肥厚的 HCM 患者。本例患者为心尖肥厚型 HCM，但出来了严重舒张功能异常，显然与过去的认识相悖。近年来发现，一些 HCM 患者表现出严重的舒张功能异常，其特征是限制性充盈和轻微/没有左心室肥厚，类似特发性限制性心肌病的病理生理[4, 5]，称为 HCM 伴限制性表型（HCM with restrictive phenotype，RP-HCM），其超声的诊断标准包括以下几点：①双心房明显扩大，二尖瓣血流 E/A 比值 ≥ 2 和减速时间 ≤ 150ms，心房颤动患者满足后者即可；②不存在或仅轻度左心室肥厚；③心室腔缩小或大小正常；④ LVEF 正常或轻度降低[6]。根据以上标准，本例患者显然是限制性表型的 HCM。在不同研究中 HCM 伴限制性表型，其发病率在 1.5% ~ 5.9%[6, 7]，并不少见，而且此类患者携带 MYH7、TNNI3 和 MYL2 基因变异的比例较高，与典型 HCM 患者比较，此类患者临床症状更重，预后更差，心力衰竭病死率更高[8]。

基因突变如何导致"限制性表型"尚未得到系统评估，仍然是推测性的。要注意的是，并非同一家族的所有患者都出现"限制性表型"，这一事实表明，可能包括其他遗传和（或）环境因素参与其中[6]。对于本例患者，我们对她的 2 个儿子分别进行了超声检查，大儿子属于限制性表型，室间隔厚度 14mm，后壁厚度 11mm，心室舒张功能严重受限；小儿子则非限制性表型，室间隔厚度 22mm，后壁厚度 11mm，舒张功能仅轻度下降。

HCM 的常见合并症包括：心房颤动、心力衰竭、心尖部室壁瘤、心腔内血栓形成等。其中心尖部室壁瘤是 HCM 相对少见的并发症，发生率在 1% ~ 5%[9]，多见于心尖肥厚型 HCM 和左心室中部肥厚型 HCM 等特殊类型的 HCM[10]。本例患者，其超声下可见心尖部细长狭小，略呈瘤样膨出。

常见 HCM 的治疗，除药物治疗外，有创治疗措施包括外科室间隔心肌切除术、经皮腔内室间隔心肌消融术和双腔起搏器植入术等。HCM 患者一旦 LVEF < 50% 就应该开始考虑评估心脏移植[11]。我国最新指南指出[12]，对于终末期 HCM 患者，合并顽固、难治性心力衰竭，心脏移植仍是"终极武器"。其指征包括：最佳药物治疗下仍有严重心力衰竭症状或者反复发作致命性室性心律失常，不论 LVEF 水平，推荐根据最新的心脏移植等待标准进行

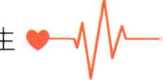

心脏移植评估（Ⅰ类推荐，B级证据）。心室辅助装置可作为移植前过渡治疗（Ⅱa类推荐，B级证据），以减少等待心脏移植期间的死亡。HCM患者心脏移植后的长期预后与非HCM的患者类似。本例患者在成功移植后，随访至今，生活质量可，复查结果也相对理想。最后，对于HCM伴限制性表型患者，由于此类患者症状更重，预后更差，临床医师应保持高度警觉，做到对患者的早诊断和早治疗，以改善预后。

参考文献

[1] Marian AJ, Braunwald E.Hypertrophic cardiomyopathy: genetics, pathogenesis, clinical manifestations, diagnosis, and therapy[J].Circ Res, 2017, 121(7): 749–770.

[2] Klarich KW, Jost CHA, Binder J, et al.Risk of death in long-term follow-up of patients with apical hypertrophic cardiomyopathy[J].Am J Cardiol, 2013, 111: 1784–1791.

[3] Rebecca KH, Kristopher DK, James M, et al.Apical Hypertrophic Cardiomyopathy: The Variant Less Known[J].J Am Heart Assoc, 2020, 9(5): e015294.

[4] Mogensen J, Kubo T, Duque M, et al.Idiopathic restrictive cardiomyopathy is part of the clinical expression of cardiac troponin Imutations[J].J Clin Invest, 2003, 111: 209–216.

[5] Kushwaha SS, Fallon JT, Fuster V.Restrictive cardiomyopathy[J].N Engl J Med, 1997, 336: 267–276.

[6] Kubo T, Gimeno JR, Bahl A, et al.Prevalence, clinical significance, and genetic basis of hypertrophic cardiomyopathy with restrictive phenotype[J].J Am Coll Cardiol, 2007, 49(25): 2419–2426.

[7] Biagini E, Spirito P, Rocchi G, et al.Prognostic implication of the Doppler restrictive filling pattern in hypertrophic cardiomyopathy[J].Am J Cardiol, 2009, 104(12): 1727–1731.

[8] De Bortoli M, Vio R, Basso C, et al.Novel missense variant in MYL2 gene

associated with hypertrophic cardiomyopathy showing high incidence of restrictive physiology[J].Circ Genom Precis Med, 2020, 13(2): e002824.

[9] Rowin EJ, Maron BJ, Haas TS, et al.Hypertrophic cardiomyopathy with left ventricular apical aneurysm: implications for risk stratification and management[J]. J Am Coll Cardiol, 2017, 69(7): 761–773.

[10] Yang K, Song YY, Chen XY, et al.Apical hypertrophic cardiomyopathy with left ventricular apical aneurysm: prevalence, cardiac magnetic resonance characteristics, and prognosis[J].Eur Heart J Cardiovasc Imaging, 2020, 21(12): 1341–1350.

[11] Steve RO, Seema M, Michael AB, et al.2020 AHA/ACC Guideline for the Diagnosis and Treatment of Patients With Hypertrophic Cardiomyopathy: Executive Summary: A Report of the American College of Cardiology/American Heart Association Joint Committee on Clinical Practice Guidelines[J].J Am Coll Cardiol, 2020, 76(25): 3022–3055.

[12] 国家心血管病专家委员会心力衰竭专业委员会, 中国医师协会心力衰竭专业委员会, 中华医学会心血管分会心力衰竭学组, 等.中国肥厚型心肌病指南2022[J].中华心力衰竭和心肌病杂志, 2022, 06(2): 80–105.

病例12

Danon病

例一：

一、病历摘要

患者男性，23岁，身高180cm，体重66kg，BMI 20.4。主因"头晕、乏力10月，晕厥1次"于2022年2月26日入院。

现病史：2021年4月23日中午患者无明显诱因出现头晕、头痛、乏力不适，恶心，呕吐胃内容物3次，伴发热、出汗，无咳嗽、咳痰，无胸闷、胸痛，无气促、呼吸困难，无腹痛、腹泻等不适，未进一步就诊。当日晚上20点左右患者突发晕厥，由家属送至外院急诊科，查N末端B型钠尿肽前体9860pg/ml↑，白细胞计数$11.98×10^9$/L↑，中性粒细胞百分比76.1%↑，高敏肌钙蛋白I 1.28ng/ml↑，谷丙转氨酶1353U/L↑，谷草转氨酶1987U/L↑，白蛋白25.6g/L↓，血清总胆红素41.8μmol/L↑，肌酐190.8μmol/L↑。心电图提示三度房室传导阻滞。心脏超声提示右心及左室增大，室间隔及左室壁不对称性增厚，心包少量积液，LVEF 33%。胸部CT平扫提示双肺结节，左肺下叶少许渗出，心脏增大，心包少许积液。头颅CT未见明确异常。诊断"暴发性心肌炎、三度房室传导阻滞、肝功能损害、肾功能不全、中枢神经系统感染待除外"等，收入重症病房，予临时起搏器植入、血液滤过、激素、免疫球蛋白、营养心肌、改善心脏重构、奥司他韦抗病毒、哌拉西林他唑巴坦抗感染等治疗。症状较前好转，生命体征平稳，2021年5月4日拔除临时起搏器。复查心电图示完全性左束支传导阻滞，一度房室传导阻滞，心率90次/分。心脏超声提示右房、右室及左室增大，室间隔及左室壁不对称性增厚，呈毛玻璃样改变，心包少量积液，左室收缩功能降低，LVEF 33%。

2021年5月8日患者出院，前来我院进一步诊治。心脏超声提示左室及右心扩大，左、右室壁增厚，左室壁运动减弱并不同步，右室壁运动减弱，微量心包积液，LVEF 35%。心脏磁共振提示心肌受累疾患，左室增大，左室各段室壁普遍增厚，右室壁稍增厚，右室游离壁多节段受累，左、右心功能减低，心肌首过灌注，左室整体见条状、斑片状灌注减低，延迟扫描左室及右室散在多发心内膜下条状强化影，部分近透壁强化，心包少量积液。多次查心肌酶均明显升高，肌酸激酶＞1000U/L。入院后予营养心肌、控制心率、利尿、改善心脏重构、康复训练等治疗。2021年5月26日行心肌活检术，病理示心肌萎缩变性显著，大部分为纤维脂肪组织替代，未见活动性炎症和肉芽肿性结节。诊断"肌营养不良或Danon病可能"，行基因检测，并建议患者至综合医院进一步行肌电图及肌肉活检明确病因。

2021年6月18日基因检测结果回报：LAMP2、OBSCN基因变异。2021年6月21日患者至北京大学某医院神经内科就诊，查四肢磁共振提示双上肢未见明显异常，双下肢肌肉弥漫信号异常，两侧腓肠肌内侧头萎缩，符合骨骼肌病表现。肌电图呈肌源性损害改变。2021年6月28日行骨骼肌活检术，病理示部分肌纤维萎缩，部分肌纤维可见胞浆内空泡，个别空泡内可见少许嗜碱性颗粒，少数肌纤维核内移，符合肌源性损害。出院诊断"Danon病"。

2021年8月11日患者为进一步治疗前来我院。复查心脏超声提示左室及右心扩大，左、右室壁增厚，三尖瓣重度反流，左室壁运动减弱并不同步，右室壁运动减弱，微量心包积液，LVEF 35%。行右心漂浮导管检查提示肺动脉压25/15（19）mmHg。6分钟步行试验：412米。心肺运动试验提示肺通气检测未能配合完成，运动中最大摄氧量21.0ml/（kg·min），占预计值50%，运动耐量中度下降。经多学科讨论认为患者有心力衰竭进展及恶性心律失常猝死风险，建议尽早行CRT-D植入，家属表示暂不接受，继续药物治疗。

2022年2月23日患者洗澡后感头晕，伴呕吐、畏寒，自服姜汤后突发晕倒，双眼上翻，患者自诉有意识但无法活动或言语，无肢体抽搐及大小便失禁等，家属予掐人中约3分钟转醒，后由120送至外院。心电图提示窦性

心动过缓，三度房室传导阻滞，心率最慢34次/分。头颅CT平扫未见异常。诊断"阿斯综合征、间歇性三度房室传导阻滞"，后植入临时起搏器，为进一步诊治由120送至我院。

既往史及个人史：自幼有视力减退、学习能力差、常于活动时腹痛；否认近期感冒史；否认高血压、肝炎等病史。余无特殊。

家族史：父母身体健康，非近亲结婚，有一兄一姐，哥哥学习成绩不及同龄人。

入院查体：体温36.3℃，脉搏80次/分，呼吸19次/分，血压128/71mmHg。神志清楚，能对答，反应较木讷，颈静脉无充盈。双肺呼吸音粗，未闻及干湿啰音。心律齐，各瓣膜听诊区未闻及病理性杂音。腹平软，无压痛及反跳痛，肝脾肋下未及，肠鸣音正常，移动性浊音阴性。双下肢无水肿，四肢肌力Ⅳ-级。

入院诊断：

Danon病

  心肌肥大

  三尖瓣重度关闭不全

  心律失常

   阿斯综合征

   窦性心动过缓

   完全性左束支传导阻滞

   一度房室传导阻滞

   间歇性三度房室传导阻滞

  心力衰竭

  心功能Ⅲ级（NYHA分级）

入院后辅助检查：

1. 抽血化验

动脉血气分析：酸碱度7.46，动脉血氧分压91mmHg，二氧化碳分压45mmHg，碱剩余7.0mmol/L↑，乳酸0.9mmol/L↑。

血常规：白细胞计数 8.62×10^9/L，中性粒细胞百分比 48.7%，血红蛋白 156g/L，血小板计数 186×10^9/L。

N 末端 B 型钠尿肽前体 3469pg/ml↑。高敏肌钙蛋白 T 0.126ng/ml↑，高敏肌钙蛋白 I 0.213ng/ml↑。

肌酸激酶 1757U/L↑，肌酸激酶同工酶 7.12ng/ml↑。乳酸脱氢酶 942U/L↑，α-羟丁酸脱氢酶 852U/L↑。

肝功能：谷丙转氨酶 210U/L↑，谷草转氨酶 369U/L↑，总胆红素 16.9μmol/L，直接胆红素 7.6μmol/L↑，间接胆红素 9.3μmol/L。

肾功能：肌酐 71μmol/L，血尿酸 634μmol/L↑。

二便常规、电解质、超敏 C 反应蛋白、血脂、血糖、淀粉酶、凝血功能、甲状腺功能等未见明显异常。

2. 心电图　提示窦性心律，心率 79 次/分，一度房室传导阻滞，完全性左束支传导阻滞（病例 12 图 1）。

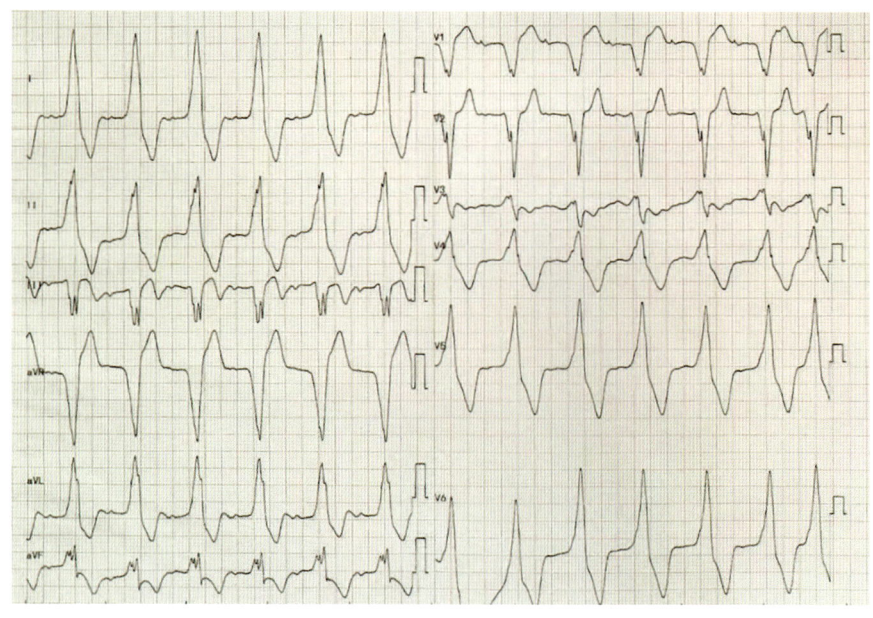

病例12图1　入院心电图

3. 床旁胸片　提示心影增大，左侧少量胸腔积液（病例 12 图 2）。

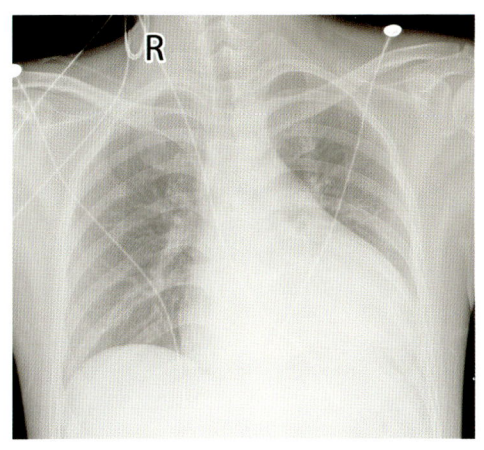

病例12图2 入院胸片

4．心脏超声 提示左室及右心扩大（右心房内径48mm，右心室内径32mm），左心室舒张末径56mm，左、右室壁增厚，室间隔14mm，左心室后壁13mm，三尖瓣中度反流，左室壁运动减弱并不同步，右室壁运动减弱，微量心包积液，LVEF 36%（病例12图3）。

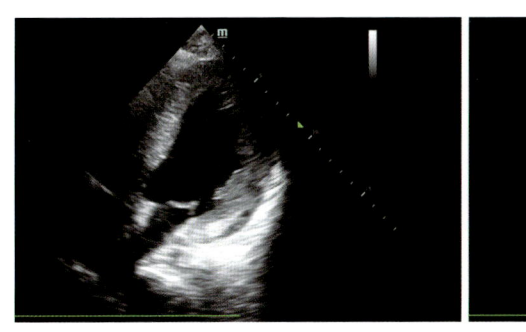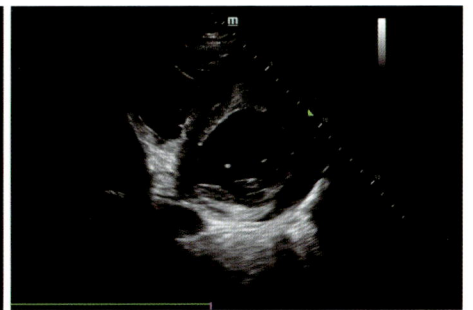

病例12图3 入院心脏超声

5．心脏磁共振检查 提示心肌受累疾患，左室增大，左室各段室壁普遍增厚，右室壁稍增厚，右室游离壁多节段受累，左、右心功能减低。心肌首过灌注左室整体见条状、斑片状灌注减低。延迟扫描左室及右室散在多发心内膜下条状强化影，部分近透壁强化。心包少量积液（病例12图4）。

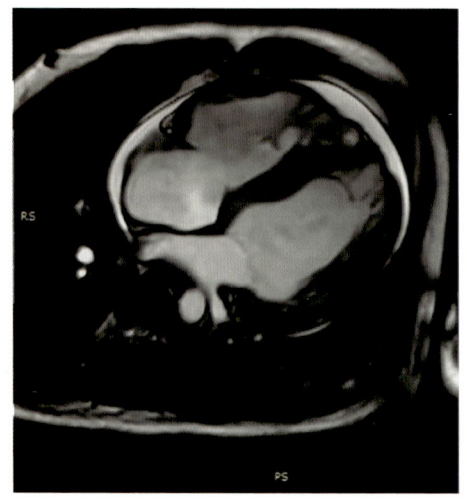

病例12图4　心脏磁共振

6. 心肌活检　提示心肌萎缩变性显著，大部分为纤维脂肪组织替代，未见活动性炎症和肉芽肿性结节（病例12图5）。

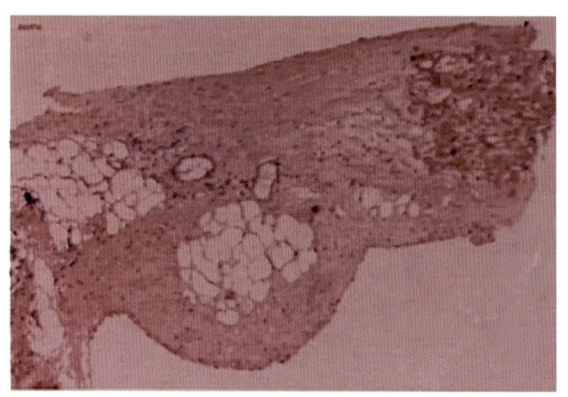

病例12图5　心肌活检

7. 骨骼肌活检　提示部分肌纤维萎缩，部分肌纤维可见胞浆内空泡，个别空泡内可见少许嗜碱性颗粒，少数肌纤维核内移（病例12图6）。

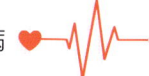

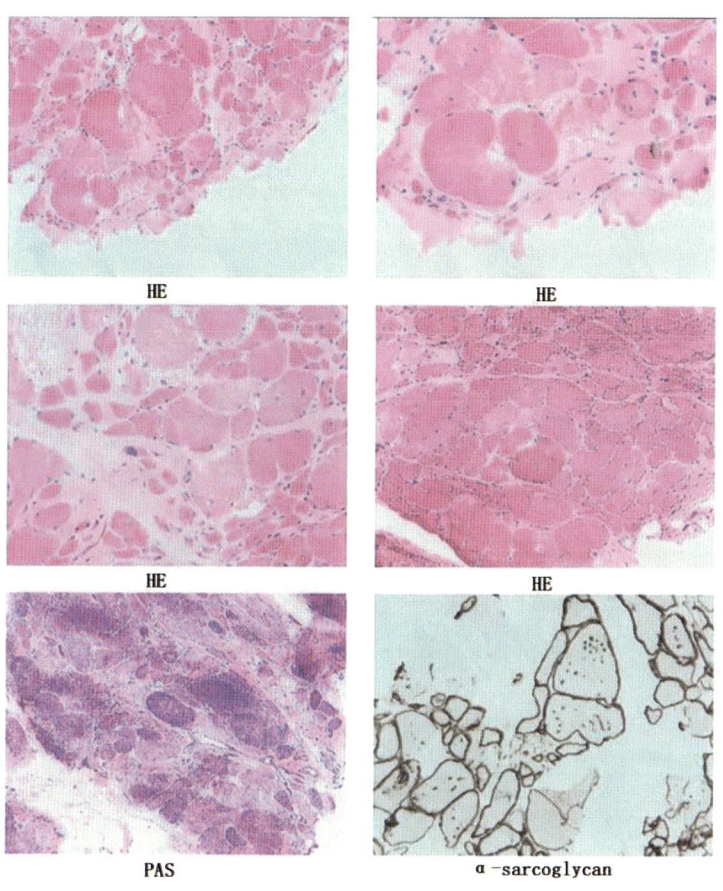

病例12图6　骨骼肌活检

二、诊疗经过

患者既往反复于外院及我院住院诊治，已完善相关活检检查及其他影像学检查，因此 Danon 病诊断明确，属于终末期心脏病变。所以此次入院治疗主要以改善心力衰竭症状、纠正缓慢性心律失常为主。药物治疗方面主要以抗心力衰竭、利尿、营养心肌、改善预后等为主。期间请我院心律失常科会诊，有 CRT-D 植入指征，无明显禁忌证。2022 年于 3 月 4 日行 CRT-D 植入术，术后复查胸片、起搏器程控提示起搏器位置及功能良好，于 2022 年 3 月 18 日病情稳定出院。

出院诊断：

Danon 病

 心肌肥大

 三尖瓣重度关闭不全

 心律失常

  阿斯综合征

  窦性心动过缓

  完全性左束支传导阻滞

  一度房室传导阻滞

  间歇性三度房室传导阻滞

 心力衰竭

 心功能Ⅲ级（NYHA 分级）

随访： 目前患者随访一般情况可，心力衰竭相对稳定，多次复查激酶持续在 1000U/L 左右水平。

例二：

一、病历摘要

患者女性，34 岁，身高 160cm，体重 45kg，BMI 17.58。主因"气促 2 年，再发伴腹胀 1 周"于 2022 年 7 月 8 日入院。

现病史： 患者于 2 年前开始出现活动时气促，活动强度增加时明显，逐渐加重，后期于走平路即可出现，休息后缓解，伴咳嗽、咳痰、乏力、双下肢水肿，夜间高枕卧位，无心悸、胸痛、头晕等不适。（2020 年 8 月 30 日）外院查 N 末端 B 型钠尿肽前体 9570pg/ml↑，高敏肌钙蛋白 T 0.6ng/ml↑，心脏超声：提示左心房 39mm，左心室舒张末径 61mm，室壁普遍运动减弱，三尖瓣中度反流，估测肺动脉收缩压 57mmHg，LVEF 30%。心脏磁共振检查提示左心扩大，左室心肌运动减弱，左室心尖及室间隔基底段灌注减低，左心室心肌多发延迟强化，考虑心肌致密化不全伴左心扩张可能。予"强心、利尿、扩血管"等治疗（具体用药不详），症状好转出院。出院后坚持服用"沙库巴曲缬沙坦 25mg 1 次 / 日及螺内酯、托拉塞米、氯化钾"等药物治疗，快步走时仍有气促。1 年前（2021 年 4 月 2 日）患者外院复查心脏超声提示全心扩大，左心房 45mm，右心房 46mm，左心室舒张末径 69mm、右心室 21mm，左室壁普遍运动减弱，三尖瓣轻度反流，二尖瓣中度反流，估测肺动脉收缩压 54mmHg，LVEF 22%。冠状动脉 CT 成像检查未见明显异常。心脏磁共振检查提示非缺血性心脏病，左心扩大、左心功能减低，左室心肌广泛心肌中层纤维化，部分透壁性，二、三尖瓣反流。4 个月前（2022 年 3 月）当地医院住院期间诊断阵发性心房颤动、心力衰竭加重。3 个月前（2022 年 4 月 26 日）我院行心脏电生理检查＋心肌活检术：术中见"右室中低位间隔可见低电压区域及碎裂电位"。术后病理提示部分心肌肥大，局灶间质纤维轻度增生，未见肉芽肿改变。基因检测：LAMP2：c.64G＞T（p.Gly22*）基因致病变异，最终确诊为 Danon 病。予利尿、强心、抗凝、补钾等对症治疗后好转出院。长期口服"利伐沙班、芪苈强心胶囊、托拉塞米、布美他尼、氯化钾"等药物。近 1 周患者活动后再发气促，伴腹胀、活动耐量减低，无夜间阵发性呼吸困难、双下肢水肿，休息后缓解，持续几十分钟，现以"慢性心力衰竭急性加重"收住我院。

既往史及个人史：有"肾功能不全、高尿酸血症"等病史。余无特殊。孕 2 产 2，一级直系亲属及子女无智力障碍。

入院查体：体温 36.7 ℃，脉搏 61 次 / 分，呼吸 18 次 / 分，血压 83/56mmHg。神志清楚，对答切题，右眼斜视。双肺呼吸音粗，未闻及明显干湿性啰音。心界扩大，心律齐，心尖区可闻及 3/6 级收缩期吹风样杂音。腹软，无明显压痛、反跳痛，肝脾肋下未扪及。双下肢中度凹陷性水肿。

入院诊断：

慢性心力衰竭急性加重

 Danon 病

  全心扩大

  心律失常

阵发性心房颤动

肺动脉高压

心功能Ⅲ级（NYHA 分级）

肾功能不全

高尿酸血症

入院后辅助检查：

1. 抽血化验

血常规：白细胞计数 6.79×10^9/L，中性粒细胞百分比 64.2%，血红蛋白 134g/L，血小板计数 216×10^9/L。

N 末端 B 型钠尿肽前体 10 532pg/ml↑。高敏肌钙蛋白 T 0.087ng/ml↑，高敏肌钙蛋白 I 3.536ng/ml↑。

肌酸激酶 55U/L，肌酸激酶同工酶 2.14ng/ml。乳酸脱氢酶 330U/L↑，α-羟丁酸脱氢酶 282U/L↑。

肾功能：肌酐 123μmol/L，血尿酸 696μmol/L↑，估测肾小球滤过率 41ml/（min·1.73m²）。

二便常规、肝功能、电解质、超敏 C 反应蛋白、血脂、血糖、淀粉酶、凝血功能、甲状腺功能等未见明显异常。

2. 入院心电图　提示窦性心律，一度房室传导阻滞，完全性右束支传导阻滞（病例 12 图 7）。

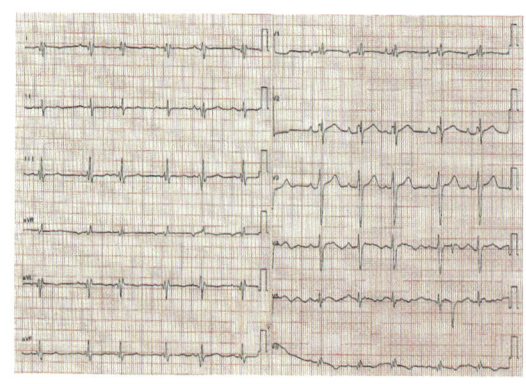

病例12图7　入院心电图

3. 心脏超声　提示全心扩大，室壁运动普遍减弱，心尖区肌小梁丰沛，二尖瓣轻-中度反流，三尖瓣中度反流，肺动脉高压，主肺动脉扩张，左右室收缩功能减低，心包少量积液，LVEF 21%（病例12图8）。

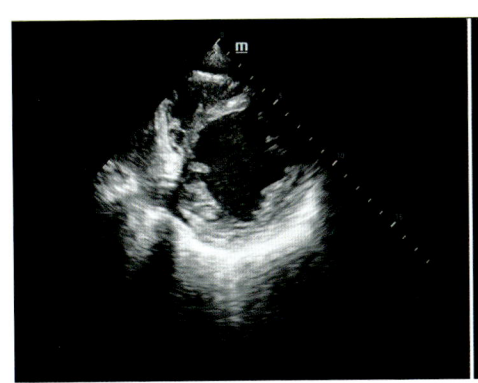
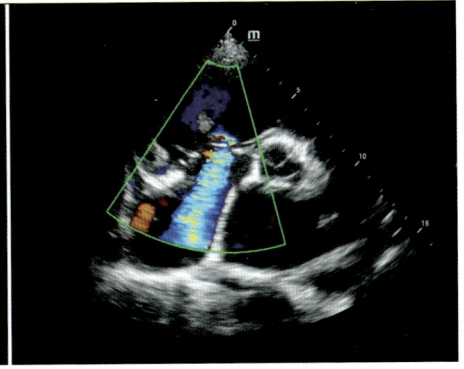

病例12图8　心脏超声

4. 心脏磁共振　提示心肌首过灌注未见明显异常；延迟扫描左室游离壁弥漫性外膜侧强化，多处呈透壁强化，室间隔肌壁间及右室面为主强化，心尖部透壁强化。结论：心肌受累疾患，左心大、心功能不全，呈扩张型心肌病样改变，考虑慢性炎性病变或其他未定型心肌病迁延改变。左室游离壁心肌过度小梁化。二尖瓣中度关闭不全，三尖瓣轻度关闭不全。肺动脉扩张（病例12图9）。

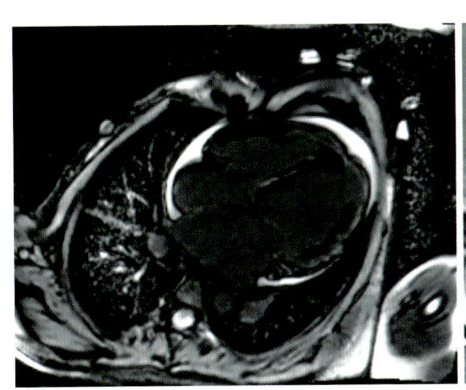
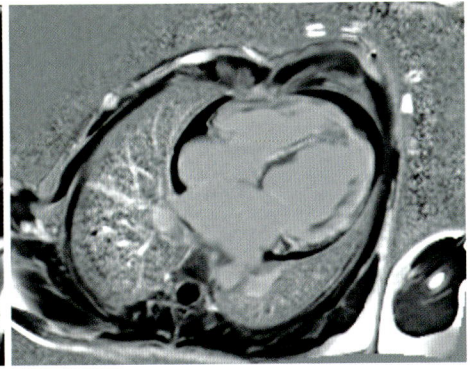

病例12图9　心脏磁共振

5. 心肺运动试验　提示运动中最大摄氧 8.1ml/（kg·min），占预计值 24%，运动耐量极重度下降。

二、诊疗经过

患者既往反复于外院及我院住院诊治，已完善相关活检检查及其他影像学检查，Danon 病诊断明确，属于终末期心脏病变。因此，此次入院治疗主要以改善心力衰竭症状为主。药物治疗方面主要以抗心力衰竭、利尿、营养心肌、改善预后等为主。

出院诊断：

慢性心力衰竭急性加重

　Danon 病

　　全心扩大

　　　二尖瓣轻 – 中度反流

　　　三尖瓣中度反流

　　　肺动脉高压

　　心律失常

　　　阵发性心房颤动

　　　一度房室传导阻滞

　　　完全性右束支传导阻滞

　　　心功能Ⅲ级（NYHA 分级）

肾功能不全

高尿酸血症

随访：2022 年 7 月 22 日因脓毒性休克、肺部感染于外院 ICU 住院，治疗后好转出院。2023 年 3 月因心力衰竭恶化，最终死亡。

三、病例讨论

上述内容主要为大家介绍 Danon 病这一较为罕见的遗传性疾病。Danon 病是一种 X 连锁显性遗传性溶酶体病，又称为溶酶体相关膜蛋白 2（lysosome-associated membrane protein 2，LAMP2）缺乏症（GSD Ⅱ b 型，MIM 300257）[1]，由 Danon 等人在 1981 年首次报道。该病的性别差异较为明显。因在男性患者为半合子，女性患者为杂合子，故男性患者较女性患者具有发病早、病程短、症状重的特点，男性患者通常在 10+ 岁之前发病，自然病程短，大多难以超过 30 岁；女性患者通常发病较晚，自然寿命可能达到 50 岁左右 [2]。

该病最初的发病机制被认为是 LAMP2 基因突变导致 LAMP2 蛋白的缺失，LAMP2 蛋白的缺失或减少导致胞浆内运输中断，心肌和骨骼肌细胞中自噬物质和糖原积累，然而近期的研究表明潜在的机制是自噬小体成熟障碍，自体吞噬功能缺陷伴自噬小体与溶酶体融合障碍 [3]。

Danon 病可累及心脏、骨骼肌、眼睛及神经系统 [4]。典型症状包括：心肌病、骨骼肌病和智力障碍。心脏相关的症状包括心肌病、各种心律失常等。心肌病可能是首发表现，通常为心肌肥厚表型（绝大多数男性患者），但也可能为心肌扩张表型，但要注意的是 Danon 病导致的心肌病会迅速发展为终末期心力衰竭。心电图异常包括 WPW 综合征、传导异常、δ 波、心前区高电压、心房颤动、心房扑动以及危及生命的室性心律失常等。骨骼肌病变通常为轻度，偶尔为重度，主要为肌无力和萎缩，也可有肌痛，少数患者出现运动发育迟缓、构音障碍或吞咽困难。由于累及骨骼肌，故大多 Danon 患者存在肌酶显著升高，例一的男性患者当时诊断的线索就包括肌酶的持续升高。但女性患者相对较少有肌病表现，多数是轻微的肌无力，肌酶可完全正常。合并肌病的患者可能步态蹒跚，伴有高前凸、肩胛翼和阳性 Gowers 征，主要是近端肩部和骨盆带、躯干、颈部和面部肌肉萎缩、无力导致 [5]。同时，Danon 还可能累及眼睛，几乎所有女性都存在周围视网膜色素改变（"胡椒粉样"或"斑驳状"），而男性的视网膜色素几乎完全丧失。其他表现包括晶状体改变、近视，以及视网膜电图和视野异常。70% ~ 100% 的 Danon 患者会出现轻度到中度的学习或认知障碍，但很少见到明显的智力迟钝 [6]。肌肉活检可提示该病诊断，可见细胞肥大，胞浆内空泡，空泡含有自噬物质和糖原。

基因检测是目前用于诊断该病的最常见和侵入性较小的方法，有部分文献认为基因检测出 LAMP2 突变为 Danon 诊断金标准[7]。由于其为 X 连锁显性遗传，故在询问病史时需注意家族史：当男性亲属有更严重的肥厚型心肌病或女性亲属有肥厚型或扩张型心肌病时应建议行基因检测，减少漏诊。

Danon 病大多表现为肥厚表型，故临床上需注意与肥厚型心肌病鉴别，应寻找线索，减少漏诊。Danon 患者的心脏磁共振的延迟强化（late gadolinium enhancement，LGE）有其特征性的表现，Danon 病的延迟强化大多比较广泛，大多数患者具有心尖及侧壁 LGE（94%～100%），心内膜下 LGE 常见（87%），无论是孤立的心内膜下还是心内膜下至中壁和透壁，但是其与典型肥厚型心肌病的 LGE 不同的是：大多数患者（88%）的室间隔基底部至中部并没有 LGE，也被称之为"室间隔保留"[8]。如出现上述 LGE 改变的患者需警惕 Danon 病可能。

由于 Danon 病较为罕见，尤其是女性患者症状不典型，不同于例一男性患者存在肌酶持续升高、"室间隔保留"这一典型的 LGE 表现等线索，继之完善了基因及肌肉活检明确诊断。例二的女性患者从临床表现上未发现明显 Danon 病线索，而是通过基因检测才得以明确诊断。这也说明 Danon 病的"隐匿性"。

自然病程上，心力衰竭恶化和心律失常是患者主要的死亡原因，约 70% 为终末期泵衰竭，30% 为恶性心律失常、心源性猝死[9]。因此，该病的治疗主要包括心力衰竭和预防恶性心律失常的治疗。对于 Danon 病，常规的改善预后的心力衰竭规范化治疗并未能显示出相应的疗效，心脏移植被认为是目前最有效的根本治疗手段，移植后生存率与其他心肌病患者相仿。一项调查纳入了来自 8 家医疗中心的 38 例因 Danon 行心脏移植患者，男性和女性各 19 例，移植中位年龄为 20 岁，估计 5 年生存率为 87%[10]。例一的男性患者，其心电图有 160ms 宽 QRS 波，EF 35%，早期于住院期间经我院多学科讨论建议植入 CRT-D 改善心功能，预防恶性心律失常、心源性猝死，当时家属暂不接受，出院回家后患者于 2022 年 2 月出现显著心率缓慢，当地医院急诊植入临时起搏器后转至我院，2022 年 3 月植入 CRT-D，目前随访病情相对稳定。查阅文献，Danon 病男性患者预后不佳，多在 30 岁前发生恶性心律失病例 12 Danon 病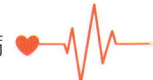

常及泵衰竭，患者下一步可能需要行心脏移植，但患者上次住院心肺运动试验运动中最大摄氧量21.0ml/（kg·min），心脏移植目前尚未达到指征，我们将在后续定期随诊评估移植时机。例二的女性患者，心肺运动试验提示运动中最大摄氧仅8.1ml/（kg·min）[小于14ml/（kg·min）]，占预计值24%（小于55%），运动耐量极重度下降，有心脏移植指征，遗憾的是，后续完善群体反应性抗体（panel reactive antibody，PRA）HLA-I类强阳性，HLA-Ⅱ类强阳性，进步一细分发现患者阳性位点过多，心脏移植匹配困难。此外患者EF低、猝死风险高，建议植入ICD，患者及其家属拒绝，后续随访过程中最终因心力衰竭恶化而死亡。

小结：Danon病是一种罕见X连锁遗传性疾病，以心肌病、骨骼肌病和智力障碍为主要临床表现。虽然男性Danon患者临床表现相对较重、较为典型，但肌力及智力低下程度轻，肌酶的异常易被误判为心肌损伤，临床易遗漏；基因检测目前是Danon病诊断或排除的重要依据，但疾病诊治不能仅依赖于遗传检测，更应该基于全面综合的临床评估。治疗上心脏移植被认为是Danon病的有效手段。

参考文献

[1] Viéitez I, Teijeira S, Miranda S, et al.IGene symbol: LAMP2.Disease: Glycogen storage disease 2b[J].Hum Genet, 2008, 123(1): 113.

[2] Sμgie K, Yamamoto A, Murayama K, et al.Clinicopathological features of genetically confirmed Danon disease[J].Neurology, 2002, 58(12): 1773.

[3] Khandia R, Dadar M, Munjal A, et al.Review: Danon disease: Review of natural history and recent advances[J].Neuropathol Appl Neurobiol, 2020, 46(4): 303.

[4] Cenacchi G, Papa V, Pegoraro V, et al.Review: Danon disease: Review of natural history and recent advances[J].Neuropathol Appl Neurobiol, 2020, 46(4): 303-322.

[5] Van Der Kooi AJ, van Langen IM, Aronica E, et al.Extension of the clinical spectrum of Danon disease[J].Neurology, 2008, 70: 1358-1359.

[6]Fanin M, Nascimbeni AC, Fulizio L, et al.Generalized LAMP-2 defect explains multisystem clinical involvement and allows leukocyte diagnostic screening in Danon disease[J].Am J Pathol, 2006, 168: 1309–1320.

[7]D'souza RS, Levandowski C, Slavov D, et al.Danon disease: clinical features, evaluation, and management[J].Circ Heart Fail, 2014, 7(5): 843–849.

[8]Eitel I, Kubusch K, Strohm O, et al.Prognostic value and determinants of a hypointense infarct core in T2-weighted cardiac magnetic resonance in acute reperfused ST-elevation-myocardial infarction[J].Circ Cardiovasc Imaging, 2011, 4(4): 354–362.

[9]Maron BJ, Roberts WC, Arad M, et al.Clinical outcome and phenotypic expression in LAMP2 cardiomyopathy[J].JAMA, 2009, 301(12): 1253–1259.

[10]Hong KN, Battikha C, John S, et al.Cardiac Transplantation in Danon Disease[J].J Card Fail, 2022, 28(4): 664.Epub 2021 Nov 11.

病例13

双腔微导管辅助下开通右冠脉慢性闭塞病变

一、病历摘要

患者男性，63岁，身高165cm，体重65.4kg，BMI 24。主因"胸闷9年余"于2023年4月17日入院。

现病史：患者9年前因"胸闷"至外院就诊，行冠脉造影提示"冠状动脉三支病变，前降支开口75%狭窄，回旋支远段80%狭窄，右冠状动脉70%狭窄"，于前降支开口、回旋支远段各置入1枚支架，术后规律服药，并于2014年9月复查冠脉造影见支架通畅。自支架术后1年起，患者停用"氯吡格雷"，单用阿司匹林抗血小板治疗。5年前停用他汀类药物治疗。1年前自行停用"阿司匹林"抗血小板治疗，间断有胸闷，程度较轻，不伴发热、胸痛、咳嗽咳痰等，可自行缓解。1个月前（2023年3月1日）患者因胸闷较前加重至我院就诊，期间行冠脉造影示：左主干未见异常，左前降支近段原支架通畅，轻度内膜增生，管腔未见明显狭窄，中远段肌桥，收缩期压缩40%～50%，回旋支近段管腔狭窄90%，远段原支架内膜轻度增生，管腔未见明显狭窄，右冠状动脉近段散在斑块，中段内完全闭塞，远端可见钙化影，可见对侧侧支循环供血。术中于回旋支置入Promus PREMIER 3.0mm×16mm支架1枚，并行OCT检查示支架贴壁良好，无夹层及撕裂，边支及远端血流通畅，最小管腔面积6.68mm^2。现患者为求处理右冠状动脉病变入院进一步诊治。

既往史及个人史：高血压病史10余年，规律服用降压药物，自诉血压控制可。高尿酸血症病史，具体不详，余无特殊。

入院查体：体温 36.3 ℃，脉搏 60 次 / 分，呼吸 19 次 / 分，血压 108/72mmHg。神志清楚，对答切题，颈静脉无怒张。双肺呼吸音清，未闻及明显干湿性啰音。心律齐，各瓣膜区未闻及病理性杂音。腹软，无压痛、反跳痛，肝脾肋下未扪及。双下肢无水肿。

入院诊断：

冠状动脉粥样硬化性心脏病

  稳定型心绞痛

  经皮冠状动脉支架置入术后

  心功能Ⅰ级（NYHA 分级）

高血压病 2 级（极高危组）

高尿酸血症

入院后辅助检查：

1. 抽血化验

血尿酸 503 μmol/L ↑。

三大常规、肝肾功能、电解质、凝血功能、血脂、肌钙蛋白、N 末端 B 型钠尿肽前体、甲状腺功能等结果无明显异常。

2. 心电图　提示窦性心律，心率 53 次 / 分，Ⅱ、Ⅲ、aVF 导联 Q 波形成，胸导联 R 波递增不良（病例 13 图 1）。

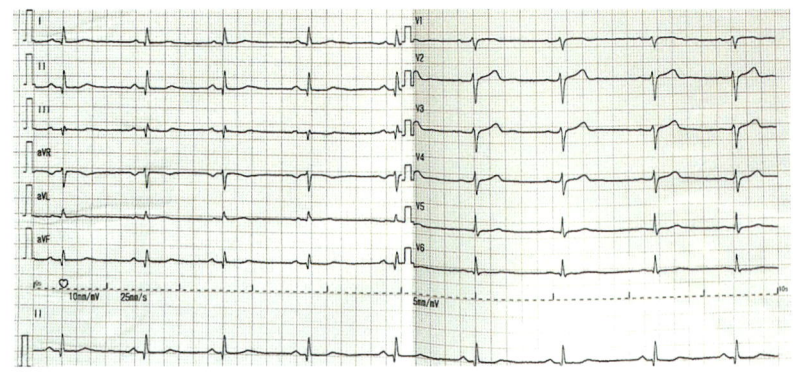

病例13图1　入院心电图

3. 心脏超声 提示左心室下壁基底段稍变薄,室壁运动稍减弱,升主动脉扩张(45mm),二尖瓣轻度反流,LVEF 62%。

4. 胸片 提示冠状动脉支架置入术后改变,主动脉影增宽。

二、诊疗经过

患者既往冠心病诊断明确,并于前降支、回旋支各置入支架1枚。因自行停用抗血小板及他汀等药物导致再发胸闷不适而入院,上次住我院时行冠状动脉造影见回旋支近段90%狭窄及右冠状动脉中段闭塞,遂分次处理以上病变。此次入院为处理右冠状动脉病变,药物治疗方案如下:双联抗血小板、降脂、控制心率、控制血压等。

由于右冠状动脉属于慢性完全闭塞病变,术中我们采用了双腔微导管进行处理并成功开通,具体手术过程如下:

1. 左冠以7F XB 4.0,右冠7F AL 0.75行双侧造影(病例13图2)。

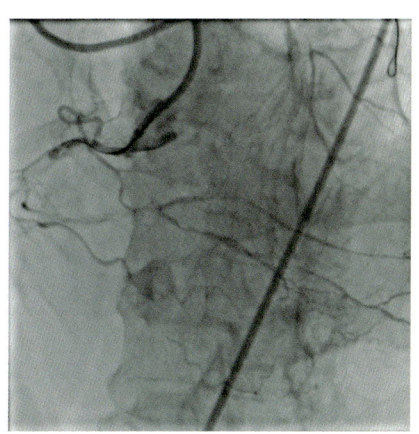

病例13图2 左、右冠状动脉双侧造影

2. 送入Corsair微导管+工作导丝至右冠状动脉,交换入Pilot200导丝,成功以Pilot200导丝通过中段闭塞病变,进入右缘支远端,对侧造影证实导丝位于真腔内(病例13图3)。

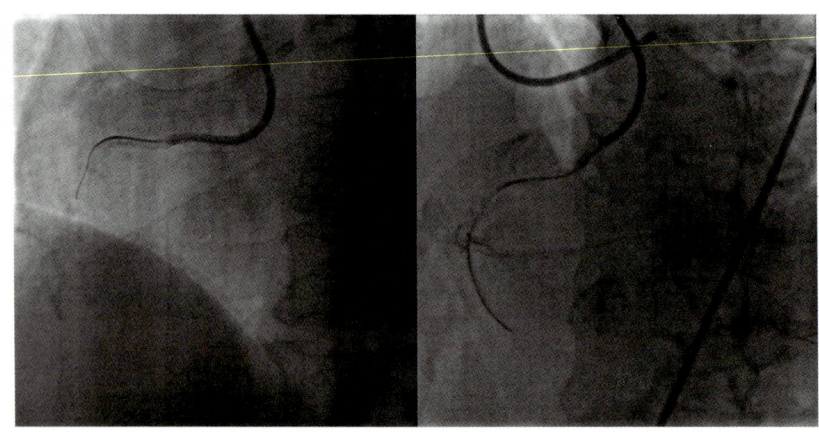

病例13图3　导丝通过中段闭塞病变并位于真腔内

3. 导丝已通过右冠中段闭塞段，为巩固已取得成果，跟进Corsair微导管，交换工作导丝后，撤出Corsair微导管，以1.5mm×15mm球囊扩张闭塞段（病例13图4）。

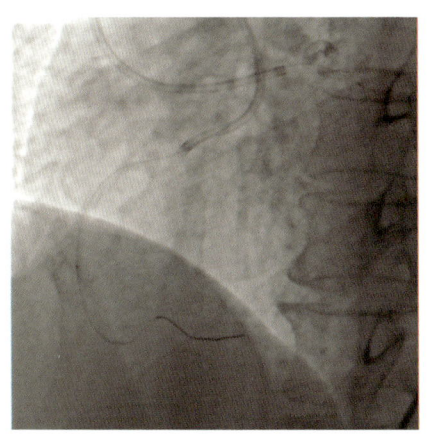

病例13图4　以1.5mm×15mm球囊扩张闭塞段

4. 在双腔微导管辅助下，送入Sion导丝探寻主支通道，顺利以Sion导丝通过病变，达左室后侧支远端，造影证实导丝位于血管腔内（病例13图5）。

病例 13　双腔微导管辅助下开通右冠脉慢性闭塞病变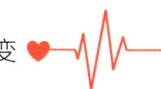

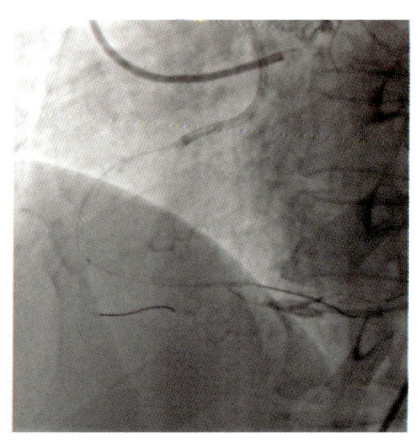

病例13图5　证实导丝位于血管腔内

5. 行IVUS检查，见导丝全程位于血管真腔内。顺序扩张病变段，串联置入3枚支架，顺序多次行支架内后扩张，支架内膨胀、贴壁良好，支架边缘未见夹层、血肿（病例13图6）。

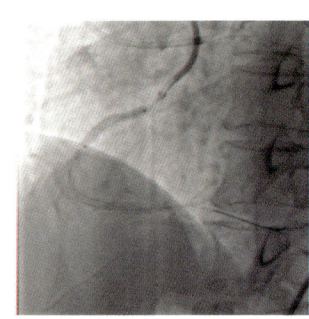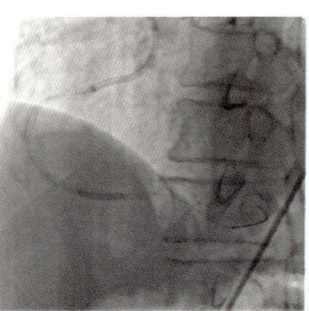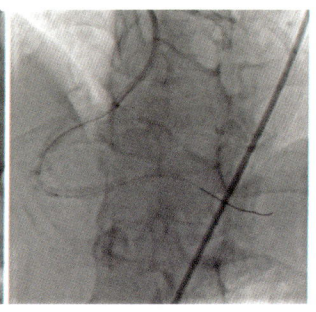

病例13图6　支架置入并充分后扩张，支架内膨胀、贴壁良好

6. 重复造影，原病变扩张满意，远段血流TIMI 3级，未见边支丢失，考虑后侧支、后降支远端管腔细小，病变弥漫，未予处理，结束操作（病例13图7）。

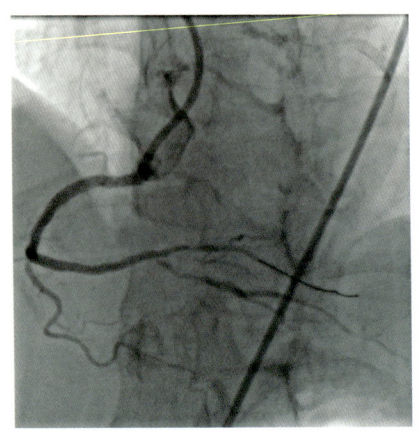

病例13图7　支架置入后血流TIMI 3级，无边支丢失

出院诊断：

冠状动脉粥样硬化性心脏病

　　稳定型心绞痛

　　经皮冠状动脉支架置入术后

　　心功能Ⅰ级（NYHA 分级）

高血压病 2 级（极高危组）

高尿酸血症

随访： 出院后规律服用"阿司匹林 100mg、贝那普利 10mg、氯吡格雷 75mg 1 次 / 日，美托洛尔缓释片 47.5mg、阿托伐他汀 20mg 每晚"，平素活动可，无严重心绞痛发作。

三、病例讨论

冠状动脉慢性完全闭塞病变（chronic total occlusion，CTO）是指冠状动脉在粥样硬化病变基础上由于血栓形成、机化导致冠状动脉血管腔完全阻塞，闭塞血管段前向血流 TIMI 0 级，同时闭塞时间大于或等于 3 个月的病变[1]，属于临床上常见的冠状动脉复杂病变，大约占全部冠状动脉造影确诊的严重冠状动脉疾病的 1/3，但接受介入治疗者仅占所有 PCI 手术患者的 10%～15%[2]。

病例 13　双腔微导管辅助下开通右冠脉慢性闭塞病变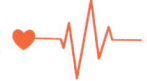

CTO 病变介入治疗常见失败原因包括：导丝通不过闭塞血管段是最常见原因，占 85%～90%；其次为导丝通过闭塞病变而球囊不能通过闭塞血管段，占 10%～15%[3]。尽管 CTO 病变介入治疗手术难度较高，成功率较低，且并发症、再狭窄和再闭塞发生率均较高，但相比未开通 CTO 病变的患者，成功开通与缺血相关的 CTO 病变血管可明显改善患者冠状动脉闭塞血管远端供应区的心肌缺血，恢复冬眠心肌的血流，改善患者左心室功能，从而缓解患者的心绞痛症状，增加患者活动能力，减少主要不良心脏事件（major adverse cardiac events，MACEs）以及提高患者无症状生存率[4-5]。

目前随着介入治疗器械的改进，从经典的 Finecross 微导管到 Corsair 穿通微导管等，满足了不同 CTO 病变类型介入治疗的需求；新技术，如前向平行导丝技术、逆向导丝技术、控制性前向和逆向内膜下寻径（CART）技术、reverse CART 技术、血管内超声指导导丝技术、锚定技术、多导丝斑块挤压技术等技术的广泛应用[6-7]，CTO 病变介入手术即刻成功率有了很大的提高，但是距离达到近似非 CTO 病变手术成功率的目标，仍路途遥远[8]。因此，CTO 病变仍被认为是目前 PCI 手术治疗领域最大的挑战以及冠脉心脏介入治疗中待以攻克的堡垒。

双腔微导管（DLMC）临床上主要应用于处理冠状动脉分叉病变。具有单轨腔和 OTW（over-the-wire）两个腔。考虑到其双腔具有特殊的功效，越来越多的 PCI 术者将其应用到开通 CTO 病变中，发现应用双腔微导管不仅能辅助开通指引导丝不易通过的闭塞血管段，而且对某些指引导丝通过球囊通不过的病例亦能辅助球囊通过。其原理主要是将一根指引导丝由 Crusade 双腔微导管单轨腔尖端伸出，固定微导管，增加支撑力，送入另一根指引导丝由 OTW 腔侧孔伸出，穿刺 CTO 近端纤维帽，进入远端血管真腔，或指引导丝通过闭塞病变后，送入双腔微导管，沿双腔微导管 OTW 腔再送入另一根指引导丝行斑块挤压，辅助球囊通过，附加的双腔在使双腔微导管进入期望位置的同时提供了额外的支撑力，同时可以防止两根指引导丝缠绕在一起。

目前双腔微导管被广泛应用于 PCI 治疗中，主要适应场景如：①分支病变导丝不易达到分支，在明显成角侧支送入导丝；②双支架技术协助导丝通过理想的主支支架网眼重新进入分支；③用于 CTO 时平行导丝技术；④ CTO 开口病变闭塞或 CTO 入口处有分支血管发出；⑤球囊扩张后出现夹层，通过双腔微导管顺利送入导丝至夹层后血管，以及在冠脉保留导丝情况下进行导管内药物注射[9]。

该病例中，术者根据病变特点，导丝通过闭塞段进入远端真腔后，灵活运用微导管，充分发挥其双腔的优点，通过边支增加支撑，球囊扩张，重新进入真腔，从而取得手术成功。在冠状动脉 CTO 病变行 PCI 手术治疗中，双腔微导管还可以辅助平行导丝技术等提高指引导丝通过 CTO 病变的成功率，而对导丝通过而球囊不能通过的 CTO 病例，双腔微导管斑块挤压技术可以辅助球囊通过。相比传统微导管，双腔微导管具有更高的手术成功率，且未增加手术并发症（如冠脉穿孔、心包压塞等）、造影剂使用剂量以及 X 线辐射剂量，对治疗冠状动脉 CTO 病变有着更多的优势。

参考文献

[1] Suero JA, Marso SP, Jones PG, et al.Procedural outcomes and long-term survival among patients undergoing percutaneous coronary intervention of a chronic total occlusion in native coronary arteries: a 20-year experience[J].JAm Coll Cardiol, 2001, 38: 409-414.

[2] Hoye A, Van Domburg RT, Sormenschein K, et al.Percutaneous coronary intervention for chronic total occlusions: the Thoraxcenter experience 1992-2002[J].Eur Heart J, 2005, 26: 2630-2636.

[3] Ozawa N.A new understanding of chronic total occlusion from a novel PCI technique that involves a retrograde approach to the right coronary artery via a septal branch and passing of the guidewire to a guiding catheter on the other side of the lesion[J].Catheter Cardiovasc Interv, 2006, 68: 907-913.

[4] Jaup Z, Allemann Q, Urban Z, et al.The Magnum wire for percutaneous coronary balloon angioplasty in 723 pmiems[J].J Invasive Cardiol, 1995, 7: 259-264.

[5]ACC/AHA/SCAI 2005 Guideline Update for Percutaneous Coronary Intervention-Summary Article: A Report of the American College of Cardiology/American Heart Association Task Fore on Practice Guidelines(ACC/AHA/SCAI Writing Committee to Update the 2001 Guidelines for Percutaneous Coronary Intervention).J Am Coll Cardiol, 2006, 47: 216–235.

[6]Colombo A, Mikhail GW, Michev I, et al.Treating chronic total occlusions using subinfimal tracking and reentry: the STAR technique[J].Catheter Cardiovasc Interv, 2005, 64: 407–411.

[7]Surmely JF, Tsuchikane E, Katoh O, et al.New concept for CTO reeanalization using controlled antegrade and retrograde subintimal tracking: the CART technique[J].J lnvasive Cardiot, 2006, 18: 334–338.

[8]Stone GW, Rutherford BD, Mc Conahay DR, et al.Procedural outcome of angioplasty for total coronary artery occlusion: an analysis of 971 lesions in 905 patients[J].J Am Coll Cardiol, 1990, 15: 849–856.

[9]Pyxaras SA, Galassi AR, Werner GS, et al.Dual lumen microcatheters for recanalisation of chronic total occlusions: a EuroCTO Club expert panel report[J]. Euro Intervention, 2021, 17(12): e966–e970.

病例14
应用反转导丝技术保护边支

一、病历摘要

患者男性，66岁，身高178cm，体重72.0kg，BMI 22.7。主因"反复胸闷痛20余年，加重4个月"于2022年10月12日入院。

现病史：患者20年前开始反复出现胸闷、胸痛不适，间断发作，与体力活动相关，但患者未至医院进一步诊治，且自2014年起上述症状开始加重。6年前（2016年）曾于外院行冠状动脉CT成像检查提示右冠状动脉近中段轻度狭窄，前降支近段中重度狭窄，患者仍未进一步诊治。5个月前（2022年5月21日6:30）患者起床时突发胸痛，呈胸前区压迫样疼痛，无向肩、背部放射，伴有汗出，疼痛持续加重，自服硝酸甘油后可缓解，症状逐渐加重，持续不能缓解，至我院急诊。心电图提示$V_2 \sim V_5$导联ST段抬高$0.1 \sim 0.3$mv，诊断为急性前壁心肌梗死；急诊冠状动脉造影提示：左主干无狭窄，前降支近段狭窄80%，中段次全闭塞，远段管腔细小，第一对角支开口次全闭塞，第二对角支开口狭窄90%，回旋支细小，右冠状动脉近段狭窄80%~90%，其余冠脉无明显狭窄，术中处理前降支病变，于中段病变狭窄处行球囊扩张术。（2022年5月25日）复查冠状动脉造影提示前降支近段狭窄90%，中段狭窄95%，远段狭窄70%~80%，其余同前次造影。术中于右冠状动脉近段、开口依次送入RDES Ⅱ 3.5mm×19mm支架、RDES Ⅱ 4.0mm×19mm支架，术程顺利，术后患者坚持冠心病二级预防药物治疗，但仍有间断胸闷痛不适，程度较前减轻。现患者自觉症状较前加重，现为求进一步诊治入院。

既往史及个人史：有高血压、2型糖尿病、高脂血症、肾功能不全、痛风、慢性胃炎等病史，具体不详，余无特殊。

入院查体： 体温 36.7 ℃，脉搏 82 次/分，呼吸 19 次/分，血压 109/80mmHg。神志清楚，对答切题，颈静脉无怒张。双肺呼吸音清，未闻及明显干湿性啰音。心律齐，各瓣膜区未闻及病理性杂音。腹软，无压痛、反跳痛，肝脾肋下未扪及。双下肢无水肿。

入院诊断：

冠状动脉粥样硬化性心脏病

  稳定型心绞痛

  陈旧性前壁心肌梗死

  经皮冠状动脉支架置入术后

  心功能Ⅰ级（NYHA 分级）

高血压病 3 级（极高危组）

2 型糖尿病

高脂血症

肾功能不全

痛风

入院后辅助检查：

1. 抽血化验

肾功能：血肌酐 180μmol/L↑，eGFR 38ml/（min·1.73m^2）↓。

血脂：总胆固醇 4.02mmol/L，甘油三酯 1.92mmol/L↑，高密度脂蛋白胆固醇 0.80mmol/L↓，低密度脂蛋白胆固醇 1.52mmol/L。

高敏肌钙蛋白 I 0.134ng/ml↑，高敏肌钙蛋白 T 0.017ng/ml↑。N 末端 B 型钠尿肽前体 3380pg/ml↑。糖化血红蛋白 5.78%。

血常规、二便常规及隐血、肝功能、电解质、凝血功能、甲状腺功能等结果无异常。

2. 心电图 提示窦性心律，心率 80 次/分，Ⅰ、aVL、V_3~V_6 导联 Q 波形成伴 T 波低平（病例 14 图 1）。

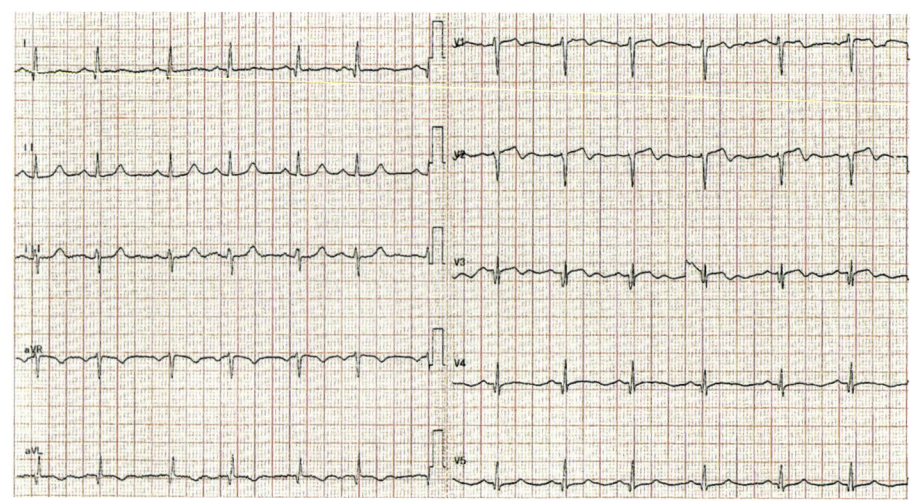

病例14图1　入院心电图

3. 心脏超声　提示升主动脉扩张（45mm），左心室下壁稍变薄且运动稍减弱，各心腔大小内径正常，各瓣膜形态、结构及启闭未见异常，LVEF 62%。

4. 胸片　提示冠状动脉支架置入术后改变，主动脉影增宽。

二、诊疗经过

根据造影情况，患者冠状动脉多支病变，前次我院住院期间已处理右冠状动脉，此次主要处理左冠状动脉病变。药物治疗主要予双联抗血小板聚集、他汀、控制血糖、改善预后等为主。

此次处理左冠状动脉病变过程中，术中我们采用了反转导丝技术保护边支，具体手术过程如下：

1. 左冠状动脉造影提示前降支弥漫病变，中段次全闭塞，第二对角支开口次全闭塞，回旋支不发达（病例14图2）。

2. Sion black 导丝顺利通过前降支病变，至前降支远端，予球囊扩张，见前降支血流恢复，第二对角支成角较大，考虑该对角支较发达，遂拟采用反转导丝保护该对角支（病例14图3）。

病例 14　应用反转导丝技术保护边支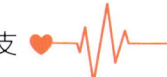

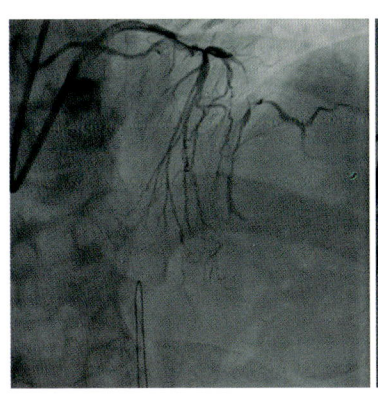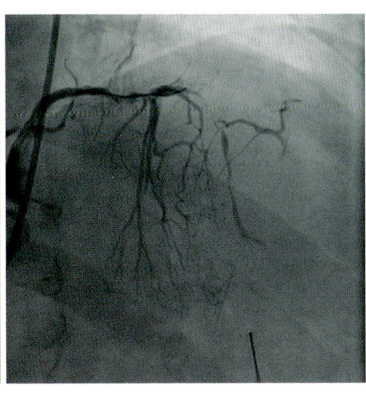

病例14图2　左冠状动脉造影

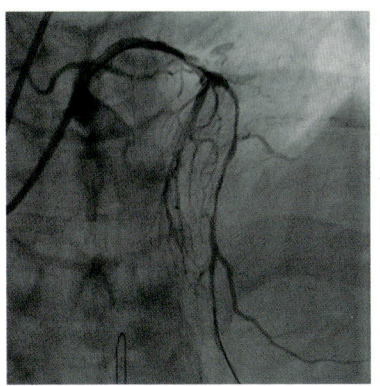

病例14图3　反转导丝保护对角支

3. 在双腔微导管辅助下，使用 Fielder XT-R 导丝采用反转导丝技术送入第二对角支开口至其远端（病例 14 图 4）。

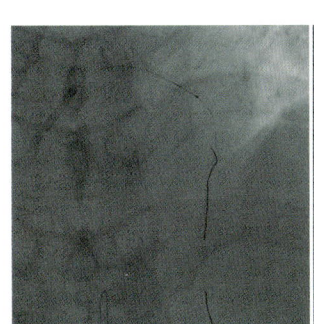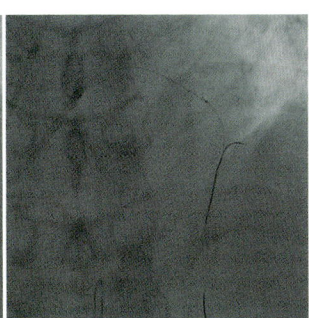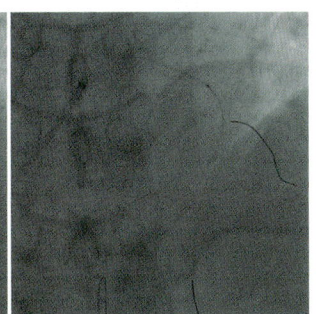

病例14图4　经反转导丝技术送入导丝至第二对角支

4. 予对角支行球囊扩张（病例14图5A）。并于前降支置入2枚支架：2.75mm×38mm、3.0mm×33mm（病例14图5B，病例14图5C），随后于支架内顺序后扩张，IVUS检查见支架贴壁良好，最后影像见血流良好（病例14图5D）。

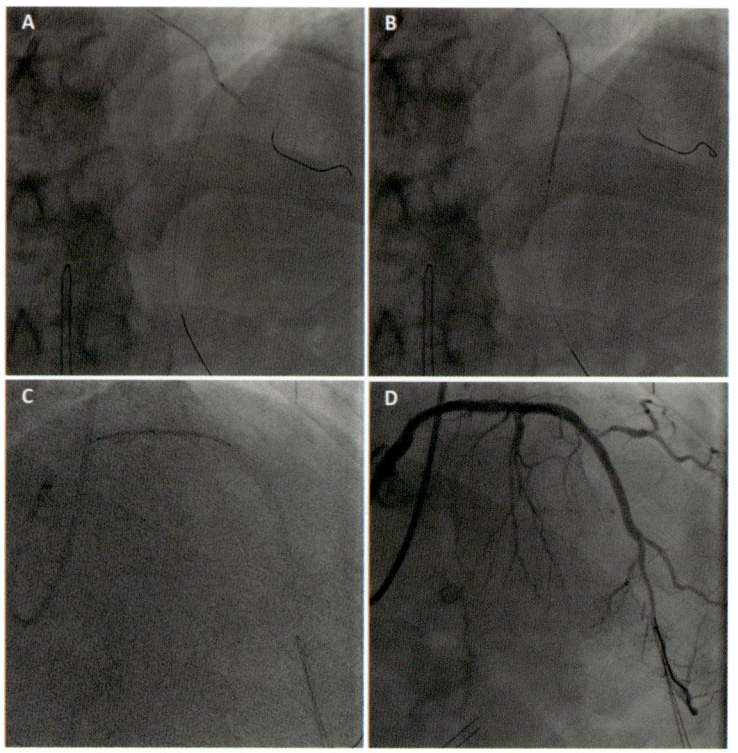

病例14图5　对角支行球囊扩张，前降支置入支架2枚

出院诊断：

冠状动脉粥样硬化性心脏病

　　稳定型心绞痛

　　陈旧性前壁心肌梗死

　　经皮冠状动脉支架置入术后

　　心功能Ⅰ级（NYHA分级）

高血压病3级（极高危组）

2 型糖尿病

高脂血症

肾功能不全

痛风

随访：出院后规律服用"阿司匹林 100mg、氨氯地平 5mg、氯吡格雷 75mg 1 次 / 日，美托洛尔缓释片 23.75mg、阿托伐他汀 20mg 每晚"，平素活动可，偶有胸闷，无严重心绞痛发作。

三、病例讨论

导丝顺利进入靶血管，是经皮冠状动脉介入治疗（PCI）的关键步骤之一。但在分叉病变、CTO 逆向介入治疗中通过侧支时，都可能会面临血管成角过大的问题。在真性分叉病变中，如术中分支丢失会带来严重的临床后果[1]。极度成角的冠脉分叉病变是冠脉介入治疗围术期并发症的独立危险因素[2]。传统的正向导丝技术通常难以通过极度成角的冠脉分叉病变，导致手术时间明显延长，同时也增加了并发症的发生率[3,4]。如果介入治疗术后导致冠脉分叉的重要边支丢失，会导致其所营养的心肌缺血，甚至导致心脏事件发生，故介入治疗术中需保护好边支[5,6]。

传统解决方法包括：改变导丝塑形、更换不同性能的导丝。虽然，这两种方案可以实现大部分导丝顺利通过，但在角度极其刁钻的病变，并不能奏效。此时，可以选择不同功能的微导管加以辅助。如自带角度的 Supercross 导管、双腔微导管（Sasuke、Twin-Pass）及可调弯导管（Venture、Swift Ninja）均可大大提高导丝进入分支的可能性。对主支进行球囊血管成形术，能改变边支开口角度和斑块位置，可作为最后的补救手段，但这一操作有导致血管夹层，甚至边支闭塞的风险。如果预判上述操作均不能奏效，或可尝试反转导丝技术（RWT）。RWT 最早于 2008 年由 Kawasaki 等人首次报道[7]。其采用的是将导丝塑形成发夹状，然后通过指引导管，并由远端推回目标边支。这种操作可大大提高导丝通过率，但对导丝塑形和操作技术要求较高。2013 年，Watanane 等人在双腔微导管（DLC）的辅助下改良了 RWT，随后成为 PCI 操作人员的常用操作技术[8]。2016 年，Nomura 等进一步丰富了双腔微导管辅助 RWT 的操作技巧[9,10]。

强支撑力指引导管是进行 RWT 的基础，左冠状动脉可以选择 XB、EBU 导管，右冠状动脉则选择 AL1、3D RCA、HS 等。微导管可以选择 Sasuke、Twin-Pass 双腔微导管。而导丝可供选择的较多，临床常用的 Fielder FC、Fielder XT-R/A、Sion Black、Pilot 50、Sion、Sion Blue、Runthrough 等导丝均可以使用。RWT 技术的第一步将反转导丝及双腔微导管作为一个单元，整体输送到目标分叉处，这是目前使用较多的操作方法。然而，大多数病例都合并有分叉近端重度狭窄，这往往阻碍整个系统的输送。因此，在导丝塑形时，将第二转折处作成锐角，可能更容易通过狭窄区域（病例 14 图 6）。

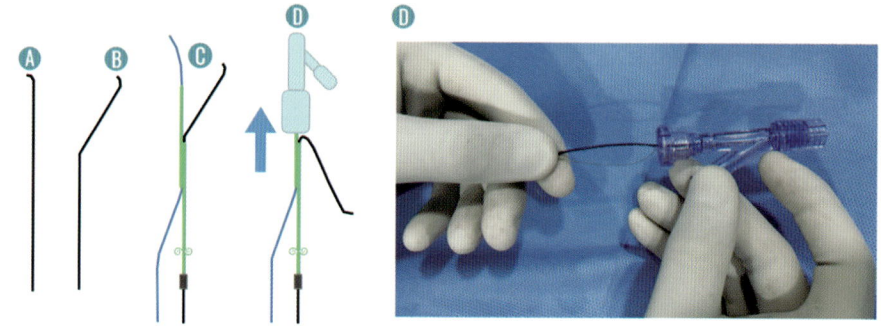

病例14图6　反转导丝的基本操作

结合前人的经验及多位术者的实践，成功实施反转导丝的关键点有：①应用反转导丝技术时首选亲水护套的导丝：因为此类导丝表面光滑，推送性好，塑形后不易断裂；②将导丝反折部分的长度控制在 2～3cm：因为反折部分过长会降低操控性，增加导丝反转头端进入靶血管的难度；而反折部分过短会降低导丝推送性，在反转进入靶血管后容易弹出；③在条件允许情况下，使用微导管配合反转导丝技术更能增加导丝通过极度成角冠脉分叉病变的成功率，减少相关并发症。

在该病例中，在成功处理主支病变的同时，不忘保护重要边支，应用反转导丝成功进行了边支保护，最大限度地保护存活心肌，减少边支丢失所带来的并发症，同时也通过应用该技术，减少了 X 线、造影剂使用。

参考文献

[1]Grundeken MJ, Kraak RP, de Winter RJ, el al.How todefinebifurcationlesion complexity and how to successfully perform percutaneous treatment[J].Minerva Cardioangiol, 2015, 63(4): 253–274.

[2]Zhang D, Dou K.Coronary bifurcation intervention: What role do bifurcation angles play[J].Lnterv Cardiol, 2015, 28(3): 236–248.

[3]贾若飞, 金泽宁.指引导丝并发症的预防和处理[J].中国介入心脏病学杂志, 2015, 23(9): 535–537.

[4]陈绍良.Jailed Balloon Technique: 保护分支的意义[J].中国介入心脏病学杂志, 2013, 21(1): 2.

[5]Singh J, Palel Y, Depta JP, el al.A modified provisional stenting approach to coronary bifurcation lesions: clinical application of the "jailed–balloon technique" [J].Interv Cardiol, 2012, 25(3): 289–296.

[6]王盛青.Jailed导丝技术与边支血管主动脉球囊保护技术治疗冠状动脉分叉病变患者的疗效对比[J].岭南心血管病杂志, 2019, 25(6): 622–624.

[7]Kawasaki T, KogaH, Serikawa T.New bifurcation guide wire technique: a reversed guidewire technique for extremely angulated bifurcation–a case report[J].Catheter Cardiovasc lnterv, 2008, 71(1): 73–76.

[8]Watanabe S, Saito N, Bao B, et al.Microcatheter–facilitated reverse wire technique for side branch wiring in bifurcated vessels: an in vitro evaluation[J].Euro Intervention, 2013, 9(7): 870–877.

[9]Nomura T, Higuchi Y, Kato T.Successful percutaneous coronary intervention for complex bifurcated lesions with combination of "Reverse wire technique" and "Reverse bent wiring with the crusade catheter" novel wire manipulation technique[J].Catheter Cardiovasc Interv, 2016, 87(5): 920–925.

[10]Nomura T, Kato T, Higuchi Y, et al.Reverse bent wiring with Crusade catheter can be a useful technique for penetrating an abrupt-type entry of coronary occlusion at branching ostium[J].Cardiovasc Interv Ther, 2016, 31(3): 245-249.

病例15

冠状动脉内旋磨术在严重钙化病变中的应用

一、病历摘要

患者女性，69岁，身高150cm，体重49.7kg，BMI 22.1。主因"活动后胸闷1个月"于2023年3月3日入院。

现病史： 患者1个月前开始出现胸闷，与活动相关，不伴胸痛、心悸、气短，无大汗、恶心、呕吐、头晕、黑矇，每次发作持续数分钟，休息后缓解，活动后加重，未行进一步诊治。但上述症状反复发作。半个月前（2023年2月16日）于外院就诊，行冠状动脉造影检查提示左冠状动脉主干狭窄20%～30%，前降支近中段狭窄50%～80%，第一对角支狭窄70%～80%，回旋支狭窄50%～80%，右冠状动脉钙化，近段闭塞。患者及家属拒绝介入治疗，予药物治疗后出院，转至我院并收入院。

既往史及个人史： 有高血压病病史10余年，规律服用氨氯地平降压，自诉血压控制可，2型糖尿病病史5年余，规律服用二甲双胍降糖，血糖控制情况不详。此次入院前于外院检查提示高脂血症，现服用瑞舒伐他汀及依折麦布等降脂。有肾结石病史，具体不详，余无特殊。

入院查体： 体温36.4℃，脉搏74次/分，呼吸19次/分，血压140/83mmHg。神志清楚，对答切题，颈静脉无怒张。双肺呼吸音清，未闻及明显干湿性啰音。心律齐，各瓣膜区未闻及病理性杂音。腹软，无压痛、反跳痛，肝脾肋下未扪及。双下肢无水肿。

入院诊断：

冠状动脉粥样硬化性心脏病

不稳定型心绞痛

心功能 I 级（NYHA 分级）

高血压病 3 级（极高危）

2 型糖尿病

高脂血症

肾结石

入院后辅助检查：

1. 抽血化验

糖化血红蛋白 7.42%。空腹血糖 7.26mmol/L，尿糖（++++）。

血脂：总胆固醇 4.42mmol/L，甘油三酯 1.72mmol/L，高密度脂蛋白胆固醇 0.90mmol/L，低密度脂蛋白胆固醇 2.12mmol/L。

血常规、二便常规及隐血、肝肾功能、电解质、凝血功能、肌钙蛋白、N 末端 B 型钠尿肽前体、甲状腺功能等结果无异常。

2. 心电图　提示窦性心律，心率 78 次 / 分，电轴左偏（病例 15 图 1）。

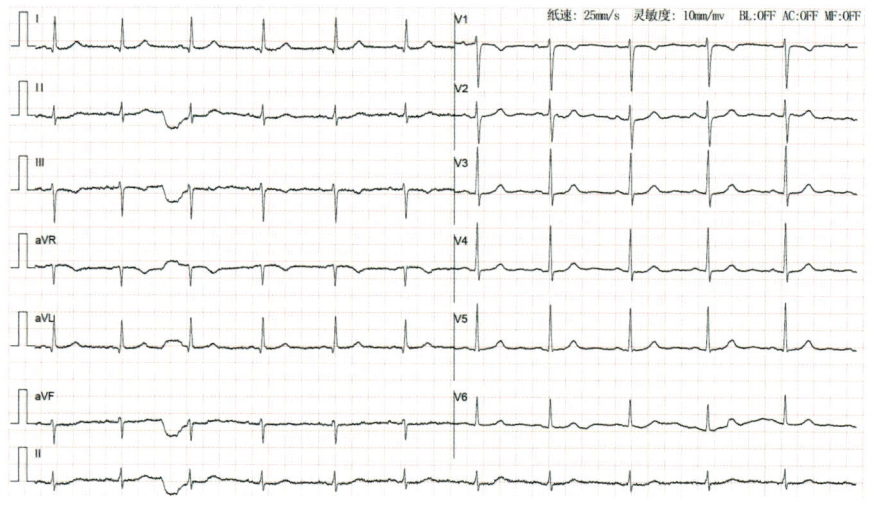

病例15图1　入院心电图

3. 心脏超声　提示各心腔内径正常范围，左心室室壁肥厚，室间隔厚度 12mm，后壁厚度 11mm，二尖瓣轻度反流，室壁运动协调，LVEF 62%。

4. 胸片 提示心肺无明显异常，主动脉硬化。

二、诊疗经过

根据外院冠状动脉造影结果，结合患者病史及辅助检查结果，不稳定型心绞痛诊断明确，药物治疗主要为双抗血小板、降脂、降糖、降压及改善预后等为主。由于患者冠状动脉钙化明显，此次手术我们采用冠状动脉内旋磨术处理相关病变，具体手术过程如下：

1. 冠状动脉造影提示左冠状动脉主干开口钙化伴狭窄20%，前降支近中段弥漫钙化伴狭窄80%，第一对角支近段狭窄90%，回旋支近段钙化伴狭窄70%，右冠状动脉全程弥漫钙化，近段次全闭塞，见回旋支级间隔支至右冠侧支循环，冠状动脉分布呈右优势型（病例15图2）。

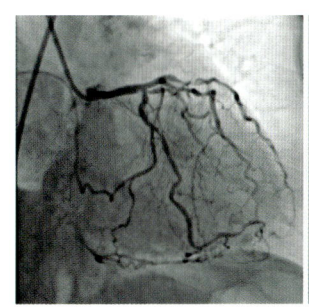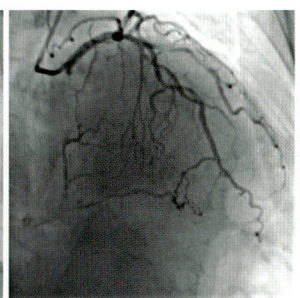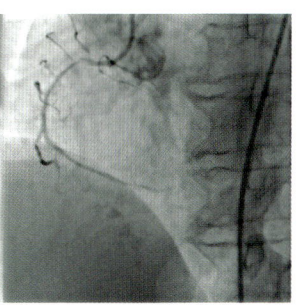

病例15图2　冠状动脉造影

2. 详细介入过程　穿刺右侧股动脉成功后，留置7F鞘管，送入7F AL 0.75无法到位，改为送入7F JR3.5指引导管成功进入右冠状动脉口。送入Fielder XT-R在FINECROSS微导管支撑下至右冠状动脉远段，推送FINECROSS微导管无法通过病变段，回撤微导管，改为送入ASAHI Corsair微导管仍无法通过病变段。考虑血管严重钙化病变，启用冠状动脉内旋磨术（rotational atherectomy，RA）。送入Rota Wire旋磨导丝在ASAHI Corsair微导管支撑下至右冠状动脉远段，回撤微导管，送入Rota Link 1.50mm磨头至右冠状动脉近中段以150 000～190 000r/min的速度，啄木鸟式前进，共旋磨6次每次持续15秒，成功通过病变段。送入另一根Run Through导丝至右冠状动脉远段。送入血管内超声探头至右冠状动脉中段回撤检查示：右冠状动脉近中段弥漫浅层钙化，呈360°环形钙化，见1处钙化环已断裂。送入 Conqueror 2.5mm×20mm 预扩球囊、GOODMAN 2.75mm×13mm 棘突球囊在 Guidezilla Ⅱ 延长导管支撑下，于右冠状动脉近中段以 14～16atm/5s、16～18atm/5s 扩张，膨胀充分。送入 Promus PREMIER 2.75mm×32mm、Promus PREMIER 3.0mm×16mm 串联支架至右冠近中段，近端平右冠开口，以 12atm/10s 释放支架。后送入 NC TREK 2.75mm×15mm、NC TREK 3.25mm×12mm 后扩张球囊以 14～20atm/10s、14～18atm/10s 行支架内再扩张。再次行血管超声检查示：右冠支架贴壁良好，未见明显夹层、撕裂，MLA $6.1mm^2$。复查造影提示无残余狭窄，TIMI 3级（病例15图3）。

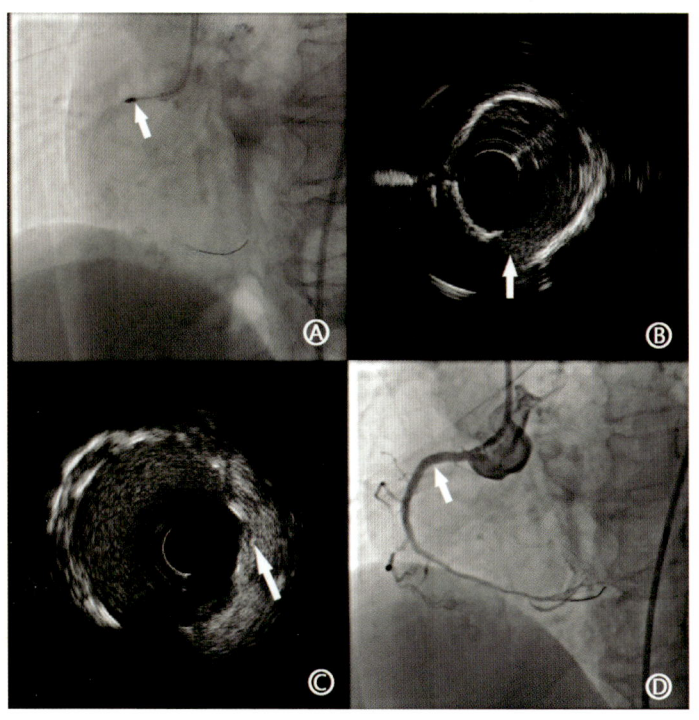

病例15图3　右冠状动脉介入手术过程

A：以 1.50mm 旋磨头高速打磨右冠近中段；B：术中血管内超声检查提示钙化环出现明显裂隙；C：支架置入后复查血管内超声提示支架膨胀、贴壁良好；D：右冠支架置入术后复查造影图像。

病例 15　冠状动脉内旋磨术在严重钙化病变中的应用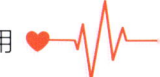

出院诊断：

冠状动脉粥样硬化性心脏病

　　不稳定型心绞痛

　　心功能 I 级（NYHA 分级）

高血压病 3 级（极高危）

2 型糖尿病

高脂血症

肾结石

随访： 患者出院 1 个月心绞痛较前明显缓解，无胸闷、胸痛等再次发生。

三、病例讨论

冠状动脉严重弥漫性钙化增加了冠状动脉介入治疗的难度，是介入治疗失败的重要原因，常常导致器械通过失败、损伤支架涂层、影响支架膨胀与贴壁[1]，对于重度钙化病变，特别是弥漫性的环形钙化病变，常规的高压球囊、切割球囊、棘突球囊扩张成功率低，并发症发生率高，显著增加了介入手术的难度和风险[2]，且预后更差[3]。

冠状动脉斑块旋磨术是用橄榄形的带有钻石颗粒的旋磨头，根据"差异切割"的理论选择性地祛除钙化或纤维化的动脉硬化斑块，而具有弹性的血管组织在高速旋转的旋磨头通过时会自动弹开，即旋磨头不切割有弹性的组织和正常冠状动脉，对血管中膜无损伤。通过旋磨将钙化组织研磨成 5～10μm 微小颗粒，最终被下游的网状系统所清除，从而修饰钙化结节、减轻斑块负荷、碎裂钙化组织、改善血管顺应性，从而使球囊容易通过及扩张，最后完成支架的置入。与球囊扩张相比，旋磨术可获得光滑的血管内腔，提高支架的释放质量，达到理想的支架贴壁和膨胀效果，从而降低支架内血栓形成和支架内再狭窄发生率。

早期冠状动脉斑块旋磨术以斑块消蚀为目的（大旋磨头，旋磨头/参考血管直径比＞0.6），导致并发症风险、靶病变再次血运重建及围术期心肌梗死风险较高，限制了冠状动脉斑块旋磨术在临床的广泛应用。随着介入治疗的发展，旋磨理念被重新定义为斑块修饰（小旋磨头，旋磨头/参考血管直径比≤0.6）。强调旋磨头打磨钙化斑块之后形成新的通道。一方面旋磨开通的管腔方便后续器械通过；另一方面旋磨能有效修饰钙化病变，使管腔内壁平滑、出现钙化环断裂，有利于后续球囊扩张成功，改善支架膨胀和贴壁情况。降低了并发症风险，增强了PCI的成功率[4]。

该患者冠脉造影提示右冠重度狭窄合并弥漫钙化病变，导丝通过后不能跟进穿通微导管，预计小球囊无法通过，无疑是行冠脉内旋磨术的合适指征。随后直接行计划性冠脉内旋磨术，然后行血管内超声证实为浅层环形钙化，且钙化环已被旋磨断裂，其后使用普通球囊及棘突球囊预扩张，膨胀良好，顺利置入支架，充分的预扩张是手术得以顺利进行的关键步骤。

根据《冠状动脉钙化病变诊治中国专家共识（2021版）》，目前冠脉内旋磨术仍是严重钙化病变等高阻力血管病变的标准治疗方式[5]，对于严重钙化病变使用冠状动脉斑块旋磨术联合支架置入具有较好的即刻和远期效果，腔内影像技术的使用，进一步减少了支架贴壁不良、支架膨胀不佳的现象，降低了远期再狭窄率及血栓事件的发生。但冠状动脉内旋磨具有较高的操作风险，据文献报道，RA引起夹层的风险为1.7%~5.9%，血管破裂级穿孔的风险为0.4%~2.4%，急性血管闭塞的风险为0.3%~2.0%，无复流及慢血流的风险为1.2%~7.6%[6]。因此，严格把握RA的适应证、禁忌证，熟练掌握RA技术，是安全高效开展PCI所必须掌握的技能，同时我们也必须认识到，RA不是无所不能，对于血管深层钙化，RA仍无能为力，唯有期待新的技术方法克服难题。

参考文献

[1] De Maria GL, Scarsini R, Banning AP. Management of calcific coronary artery lesions: is it time to change our interventional therapeutic approach? [J]. JACC: Cardiovascular Interventions, 2019, 12(15): 1465–1478.

[2] Peng AW, Dardari ZA, Blumenthal RS, et al. Very high coronary artery

calcium(≥1000)and association with cardiovascular disease events, non-cardiovascular disease outcomes, and mortality: results from MESA[J].Circulation, 2021, 143(16): 1571-1583.

[3]Sharma SK, Bolduan RW, Patel MR, et al.Impact of calcification on percutaneous coronary intervention: MACE-Trial 1-year results[J].Catheter Cardiovasc Interv, 2019, 94(2): 187-194.

[4]Hoffmann R, Mintz GS, Kent KM, et al.Comparative early and nine-month results of rotational atherectomy, stents, and the combination of both for calcified lesions in large coronary arteries[J].Am J Cardiol, 1998, 81(5): 552-557.

[5]Barbato E, Gallinoro E, Abdel-Wahab M.Management strategies for heavily calcified coronary stenoses: an EAPCI clinical consensus statement in collaboration with the EURO4C-PCR group[J].Eur Heart J, 2023, ehad342.

[6]Tomey MI, Kini AS, Sharma SK.Current status of rotational atherectomy[J].JACC. Cardiovascular interventions.Apr, 2014, 7(4): 345-353.

病例16

震波球囊在严重冠状动脉钙化病变中的应用

一、病历摘要

患者男性，64岁，身高178cm，体重81kg，BMI 25.6。主因"间断胸闷痛11年，再发2个月"于2023年2月17日入院。

现病史： 患者11年前（2012年）因"胸闷、胸痛"就诊当地医院，诊断"急性心肌梗死"，行冠状动脉介入治疗，植入支架3枚（具体不详），术后予抗血小板、降脂等药物治疗，此后患者规律于当地医院随诊，偶出现胸闷。3个月前（2022年12月）患者因胸腺瘤复发，行放化疗后出现胸闷不适，至我院门诊行冠状动脉CT成像检查提示冠状动脉分布呈右优势型，冠状动脉支架术后，左前降支、回旋支及右冠状动脉等均存在中重度狭窄可能（病例16图1）。遂收入院。

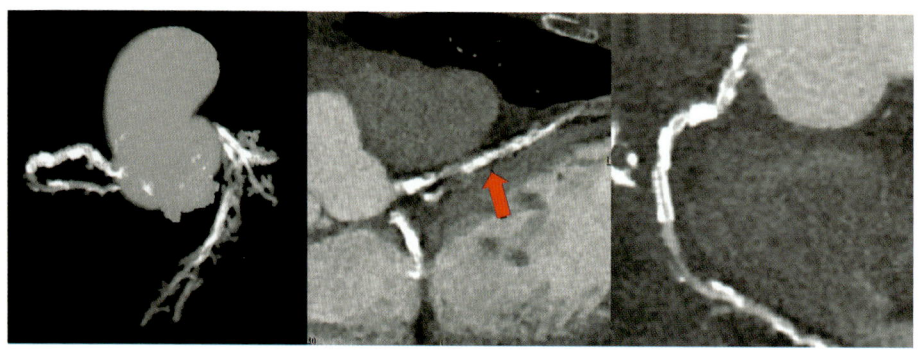

病例16图1　冠状动脉CT成像提示多处钙化

既往史及个人史： 5 年前发现"胸腺瘤"并于外院手术治疗，术后曾行放化疗治疗，但于 2022 年 12 月复查时见胸腺瘤复发。2 型糖尿病病史 5 年余，规律门冬胰岛素 30R 降糖治疗，血糖控制情况不详。余无特殊。

入院查体： 体温 36.3 ℃，脉搏 69 次 / 分，呼吸 18 次 / 分，血压 110/59mmHg。神志清楚，对答切题，颈静脉无怒张。双肺呼吸音清，未闻及明显干湿性啰音。心律齐，各瓣膜区未闻及病理性杂音。腹软，无压痛、反跳痛，肝脾肋下未扪及。双下肢无水肿。

入院诊断：

冠状动脉粥样硬化性心脏病

  不稳定型心绞痛

  陈旧性心肌梗死

  经皮冠状动脉支架置入术后

  心功能 I 级（NYHA 分级）

2 型糖尿病

胸腺瘤放化疗后

入院后辅助检查：

1. 抽血化验

糖化血红蛋白 5.90%。空腹血糖 5.16mmol/L，尿糖（+++）。

血脂：总胆固醇 3.62mmol/L，甘油三酯 1.42mmol/L，高密度脂蛋白胆固醇 1.09mmol/L，低密度脂蛋白胆固醇 1.63mmol/L。

血常规、二便常规及隐血、肝肾功能、电解质、凝血功能、肌钙蛋白、N 末端 B 型钠尿肽前体、甲状腺功能等结果无异常。

2. 心电图　提示窦性心律，心率 86 次 / 分，Ⅲ、aVF 导联 Q 波形成，左心室高电压（病例 16 图 2）。

3. 心脏超声　提示各心腔内径正常范围，主动脉瓣、二尖瓣瓣环钙化，瓣叶局部增厚，开放可，对合欠佳，主动脉瓣、二尖瓣轻度反流，左心室室壁运动协调，LVEF 56%。

4. 胸片　提示心肺无明显异常，主动脉硬化。

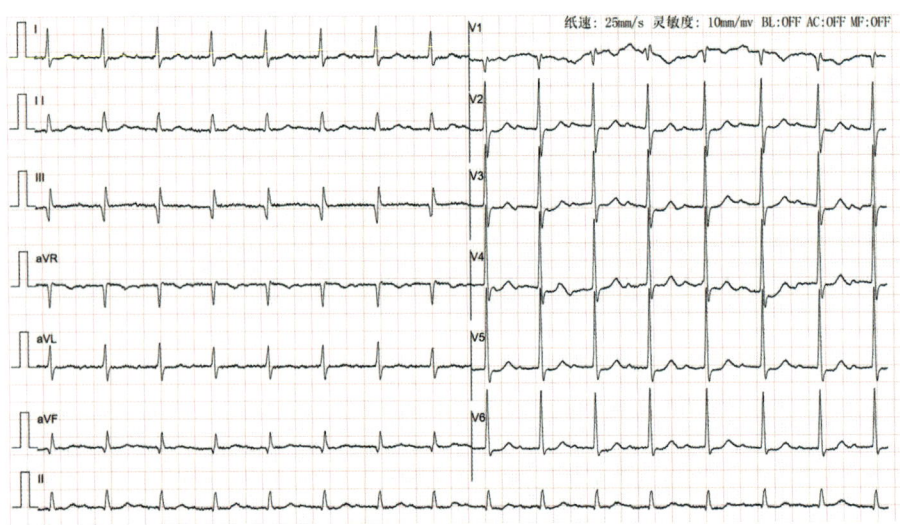

病例16图2　入院心电图

二、诊疗经过

结合患者病史及辅助检查结果，不稳定型心绞痛诊断明确，药物治疗主要为双抗血小板、降脂、降糖及改善预后等为主。由于患者冠状动脉钙化明显，我们分次行介入治疗，具体手术过程如下：

1. 2023年2月20日行冠状动脉造影提示左冠状动脉双开口，前降支近中段钙化伴弥漫狭窄80%～90%；回旋支钙化伴弥漫狭窄40%，第一对角支狭窄70%，右冠状动脉开口狭窄70%～80%，中段支架内再狭窄50%，第二转折处狭窄90%，后降支、左室后侧支弥漫狭窄60%～70%，冠状动脉分布右优势型（病例16图3）。术中处理右冠状动脉病变：于右冠状动脉中段置入Resolute 2.75mm×22mm支架，近段行BRAUN 3.0mm×20mm药物球囊扩张。

2. 2023年2月27日行二次介入手术，送入7F EBU 3.75指引导管至左冠状动脉口，送入Runthrough导丝至前降支远段，送入血管内超声探头至前降支中段回撤检查提示前降支中段、近段见弥漫钙化，两处360°环形钙化，MLA 1.6mm^2，中段EEM直径3.5mm，近段EEM直径3.75mm。送入

病例16 震波球囊在严重冠状动脉钙化病变中的应用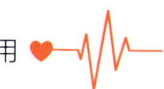

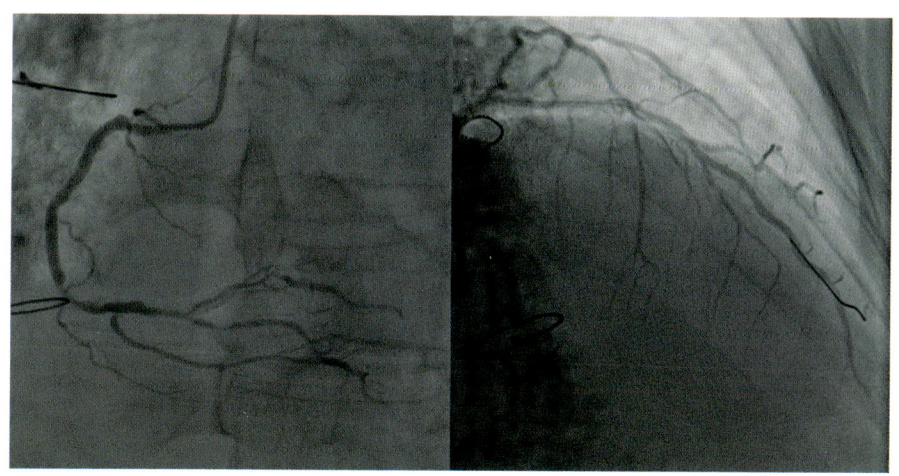

病例16图3　冠状动脉造影情况

Shockwave 3.0mm×12mm震波球囊至前降支近段-中段以4atm扩张并震动10秒×7次。送入GOODMAN 2.75mm×13mm棘突球囊于前降支近中段狭窄处以12~16atm/5s预扩张。再次送入血管内超声检查提示原钙化环均已断裂。送入Promus PREMIER 2.75mm×28mm、Promus PREMIER 3.5mm×328mm串联支架到前降支近中段处以10atm/10s释放支架。送入NC SPRINTER 3.5mm×15mm、NC TREK 3.0mm×12mm、NC TREK 4.0mm×8mm后扩张球囊以16~18atm/10s、14~16atm/10s、14atm/10s行支架内再扩张。再次送入血管内超声检查提示支架膨胀、贴壁良好，MLA 3.9mm^2。复查前降支造影示：支架贴壁良好，无夹层及撕裂，边支及远端血流通畅，血流TIMI 3级（病例16图4）。

出院诊断：

冠状动脉粥样硬化性心脏病

　　不稳定型心绞痛

　　陈旧性心肌梗死

　　经皮冠状动脉支架置入术后

　　心功能Ⅰ级（NYHA 分级）

2 型糖尿病

胸腺瘤放化疗后

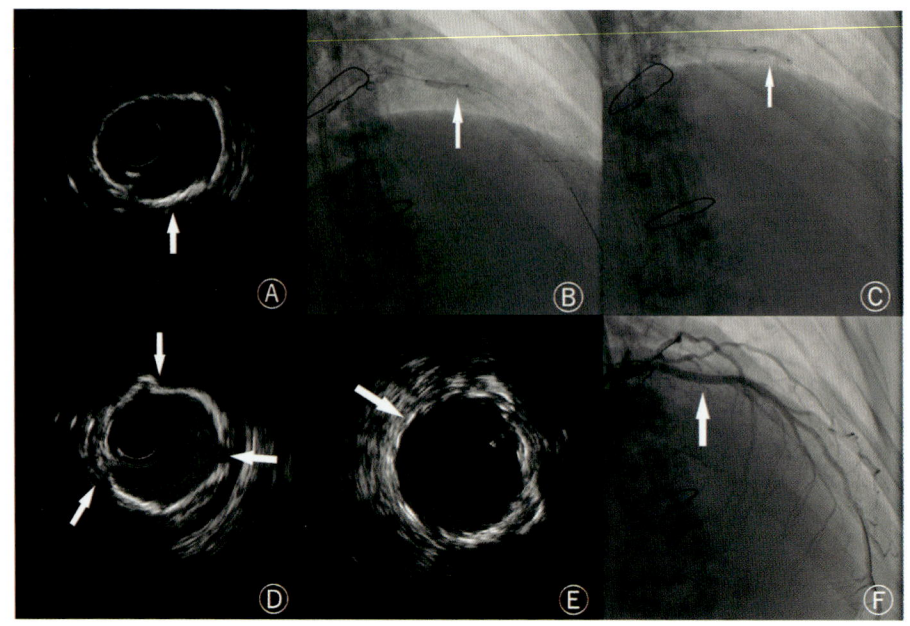

病例16图4　前降支介入处理过程

A：血管内超声检查示前降支近中段浅层弥漫360°钙化；B：初始Shockwave 3.0mm×12mm震波球囊以4atm扩张并震动，球囊膨胀不佳；C：反复多次使用震波球囊扩张并震动后，见球囊膨胀完全；D：复查血管内超声提示前降支钙化环出现3处裂隙；E：前降支支架置入后复查血管内超声提示支架膨胀、贴壁良好；F：前降支支架置入术后复查造影图像。

随访：患者出院2个月未再出现胸闷痛不适。

三、病例讨论

冠状动脉钙化（coronary artery calcification，CAC）是冠状动脉粥样硬化及斑块负荷的标志之一，严重钙化病变是心血管事件的一项独立危险因素[1]。流行病学资料显示，冠状动脉钙化随年龄增加而增加，在40～49岁人群中的发生率约为50%，在60～69岁人群中的发生率约为80%，75岁以上无症状且无冠心病史的老年人群中冠状动脉钙化发生率达91.7%，其中冠状动脉钙化积分≥1000分的极重度冠状动脉钙化患病率达到了31.6%（男性）和12.1%（女性）[2]。在OCT影像指导下，根据钙化斑块的范围、深度等特征，

病例 16　震波球囊在严重冠状动脉钙化病变中的应用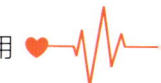

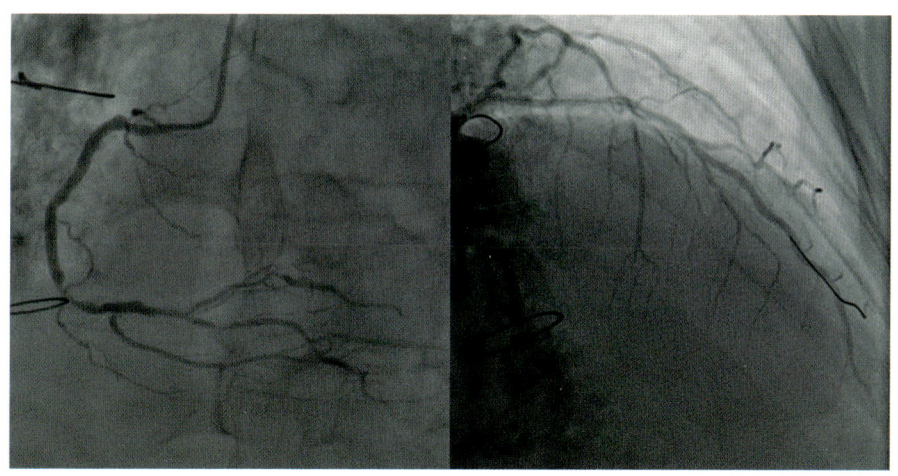

病例16图3　冠状动脉造影情况

Shockwave 3.0mm×12mm震波球囊至前降支近段-中段以4atm扩张并震动10秒×7次。送入GOODMAN 2.75mm×13mm棘突球囊于前降支近中段狭窄处以12~16atm/5s预扩张。再次送入血管内超声检查提示原钙化环均已断裂。送入Promus PREMIER 2.75mm×28mm、Promus PREMIER 3.5mm×328mm串联支架到前降支近中段处以10atm/10s释放支架。送入NC SPRINTER 3.5mm×15mm、NC TREK 3.0mm×12mm、NC TREK 4.0mm×8mm后扩张球囊以16~18atm/10s、14~16atm/10s、14atm/10s行支架内再扩张。再次送入血管内超声检查提示支架膨胀、贴壁良好，MLA 3.9mm^2。复查前降支造影：支架贴壁良好，无夹层及撕裂，边支及远端血流通畅，血流TIMI 3级（病例16图4）。

出院诊断：

冠状动脉粥样硬化性心脏病

　　不稳定型心绞痛

　　陈旧性心肌梗死

　　经皮冠状动脉支架置入术后

　　心功能Ⅰ级（NYHA 分级）

2 型糖尿病

胸腺瘤放化疗后

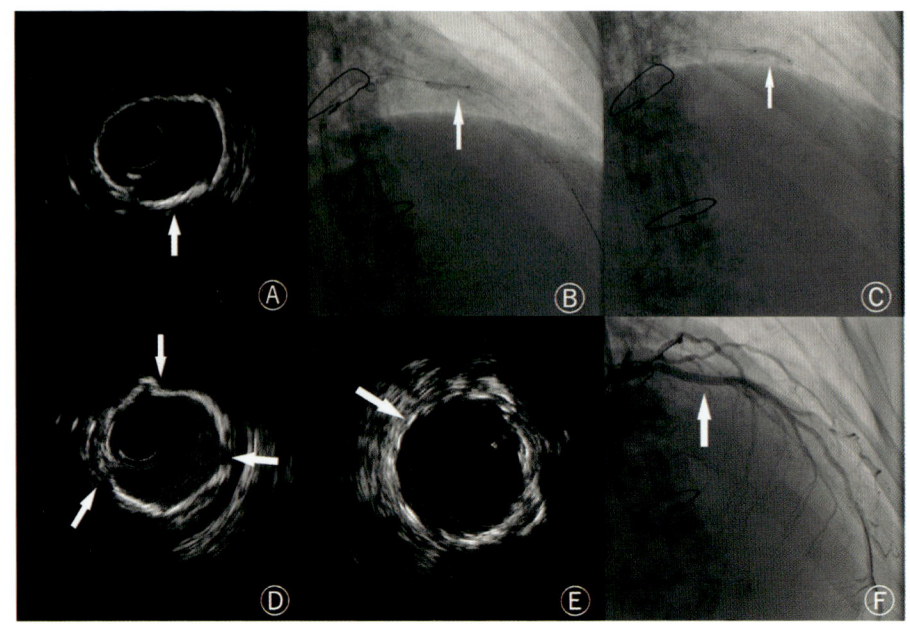

病例16图4　前降支介入处理过程

A：血管内超声检查示前降支近中段浅层弥漫360°钙化；B：初始Shockwave 3.0mm×12mm震波球囊以4atm扩张并震动，球囊膨胀不佳；C：反复多次使用震波球囊扩张并震动后，见球囊膨胀完全；D：复查血管内超声提示前降支钙化环出现3处裂隙；E：前降支支架置入后复查血管内超声提示支架膨胀、贴壁良好；F：前降支支架置入术后复查造影图像。

随访：患者出院2个月未再出现胸闷痛不适。

三、病例讨论

冠状动脉钙化（coronary artery calcification，CAC）是冠状动脉粥样硬化及斑块负荷的标志之一，严重钙化病变是心血管事件的一项独立危险因素[1]。流行病学资料显示，冠状动脉钙化随年龄增加而增加，在40～49岁人群中的发生率约为50%，在60～69岁人群中的发生率约为80%，75岁以上无症状且无冠心病史的老年人群中冠状动脉钙化发生率达91.7%，其中冠状动脉钙化积分≥1000分的极重度冠状动脉钙化患病率达到了31.6%（男性）和12.1%（女性）[2]。在OCT影像指导下，根据钙化斑块的范围、深度等特征，

病例 16 震波球囊在严重冠状动脉钙化病变中的应用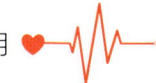

将其分为以下四种类型：①环形钙化：指钙化斑块角度超过 270°；②点状钙化：指钙化角度 ≤ 90°，长度 < 10mm 的钙化；③深层钙化：指钙化斑块距离管腔超过 100μm；④浅表钙化：指钙化斑块距离管腔 65 ~ 100μm。

CAC 病变仍然是当代介入医生所面临的一个重大挑战，严重的 CAC 会显著增加介入治疗的并发症，这是由于：①钙化病变往往伴随血管成角、扭曲病变，以及对血管扩张的反应较差，增加了介入相关器械通过的难度；②钙化病变属于高阻力病变，球囊难以充分扩张，甚至会发生球囊破裂等情况。通常需要较高的压力扩张钙化病变，发生血管夹层、穿孔、破裂、无复流等概率明显增加；③在未充分扩张的钙化病变段内置入支架，容易出现支架膨胀不全、贴壁不良、支架不规则变形，从而导致各期的支架内血栓形成、支架内再狭窄等风险增加[3, 4]。目前高压非顺应性球囊、切割球囊、冠脉内旋磨术等可以一定程度上增加处理钙化病变的成功率，但术中冠脉夹层、穿孔、远端血管栓塞、慢血流 / 无复流等并发症发生率较高，且当存在深、厚、偏心钙化斑块时，这些策略修饰钙化斑块的成功率下降[5]。根据在泌尿系统结石碎石术中获得的灵感，美国 ShockWave Medical 公司研制出的血管内碎石系统"The Intravascular lithotripsy（IVL）System"，为解决这类问题提出新途径。

震波球囊是一种最近被批准用于治疗冠状动脉钙化病变的血管内碎石系统设备，其脉冲强度只有泌尿外科冲击波碎石术的十分之一[6, 7]，它在工作原理上区别于传统的钙化病变治疗技术，主要通过在球囊低压扩张时发出和钙化病变相似波长的冲击波，利用共振原理震碎钙化病变，不损伤血管和支架的同时治疗钙化病变，从而明显改善血管顺应性。冠状动脉 IVL 系统主要由便携式发电机、电缆连接器和震波球囊导管组成（病例 16 图 5）[8]，可以兼容 6F 指引导管，并在 0.014 英寸导丝上使用。震波球囊的直径为 2.5 ~ 4.0mm，单一长度为 12mm。该半顺应性球囊内有多个不透光碎石发射器，其中充满了 50% 对比剂和 50% 的 0.9% 生理盐水，并与发电机相连。

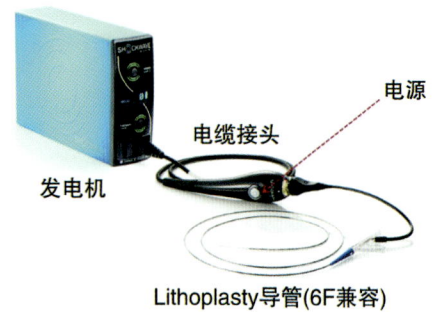

病例16图5　IVL系统包括发电机、电缆接头、电源和Lithoplasty导管

在冠状动脉IVL系统工作时（病例16图6）[8]，首先需要选择大小同参考血管直径1∶1匹配的球囊导管，在常规工作导丝的辅助下到达钙化病变部位，通过压力泵将球囊加压至4atm以确保与血管壁紧密贴合；然后激活球囊导管头端的碎石发射器间歇性发放脉冲，从而形成一个短暂爆发的声压波。声压波穿过冠状动脉组织，以有效压力（约50atm）冲击并破坏钙化病变，最终使得球囊导管上安装的多个发射器在血管内产生声波周向场效应，导致内膜和中膜钙化断裂。该发生器以1个脉冲/秒的频率依次发送10个脉冲，每个导管最多可发送80个脉冲（8个周期），一旦每循环10次脉冲完成后，球囊可增大压力至6atm（命名压力）以增加球囊顺应性，从而通过评估球囊对称膨胀情况来判断钙化病变的修饰效果。

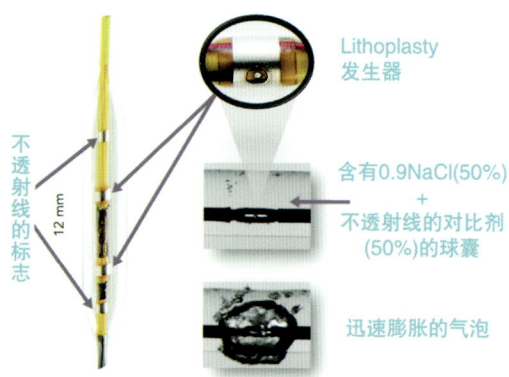

病例16图6　IVL球囊构造及治疗图解

病例16 震波球囊在严重冠状动脉钙化病变中的应用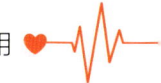

IVL术不仅对浅表钙化有作用，而且也是唯一对深层钙化有治疗作用的技术[9, 10]。冠状动脉IVL术的禁忌证同其他钙化病变处理术有类似之处，主要包括：①导丝或IVL球囊不能通过病变；②桥血管病变；③血栓性病变；④单一冠状动脉供血；⑤造影提示病变部位存在夹层[11]。

该患者冠脉CT提示多支血管重度钙化伴狭窄，钙化积分高，冠脉造影提示前降支及右冠重度狭窄，冠脉血运重建分2次完成，首次顺利处理右冠，降低了二次处理前降支的手术风险。血管内超声检查前降支弥漫浅层钙化，两处钙化环呈360°，无疑是行震波球囊的合适指针，考虑狭窄血管可以顺利通过血管内超声导管，预估震波球囊可以顺利通过病变处，予以反复震动7次，见球囊扩张顺利扩张，随后行血管内超声证实钙化环已断裂，为支架置入创造有利条件，该患者最终完成前降支血运重建，得益于良好的器械处理，有效克服高阻力病变的困难。

多个真实世界的数据数据也证实了IVL治疗严重冠状动脉钙化病变的安全性和有效性，Disrupt CAD Ⅰ、Disrupt CAD Ⅱ试验表明IVL临床成功率达到94.2%～95%，后期随访中1个月内MACE发生率为5%～7.6%，6个月内MACE发生率8%，主要为围术期心肌梗死、心源性死亡等，但跟IVL治疗无关。术中并发症发生率低，很少发生冠脉急性闭塞、冠脉穿孔、慢血流或无复流等。和冠状动脉内旋磨术相比，IVL的成功率更高，并发症更少[12]。

参考文献

[1] Peng AW, Dardari ZA, Blumenthal RS, et al. Very high coronary artery calcium (≥1000) and association with cardiovascular disease events, non-cardiovascular disease outcomes, and mortality: results from MESA[J]. Circulation, 2021, 143(16): 1571-1583.

[2] Wang FM, Rozanski A, Arnson Y, et al. Cardiovascular and all-cause mortality risk by coronary artery calcium scores and percentiles among older adult males and females[J]. Am J Med, 2021, 134(3): 341-350.e1.

[3]Tanigawa J, Barlis P, Di Mario C.Heavily calcified coronary lesions preclude strut apposition despite high pressure balloon dilatation and rotational atherectomy in-vivo demonstration with optical coherence tomography[J].Circulation Journal, 2008, 72(1): 157–160.

[4]Wiemer M, Butz T, Schmidt W, et al.Scanning electron microscopic analysis of different drμg eluting stents after failed implantation: from nearly undamaged to major damaged polymers[J].Catheter Cardiovasc Interv, 2010, 75(6): 905–911.

[5]Barbato E, Gallinoro E, Abdel-Wahab M, et al.Management strategies for heavily calcified coronary stenoses: an EAPCI clinical consensus statement in collaboration with the EURO4C-PCR group[J].Eur Heart J, 2023, ehad342.

[6]Ozdemir D, Karimi Galougahi K, Petrossian G, et al.Calcific plaque modification by acoustic shockwaves: intravascular lithotripsy in cardiovascular interventions[J].Curr Cardiol Rep, 2022, 24(5): 519–528.

[7]Kereiakes DJ, Virmani R, Hokama JY, et al.Principles of intravascular lithotripsy for calcific plaque modification[J].JACC Cardiovasc Interv, 2021, 14(12): 1275–1292.

[8]Forero MNT, Daemen J.The coronary intravascular lithotripsy system[J].Interv Cardiol, 2019, 14(3): 174–181.

[9]Kereiakes DJ, Ali ZA, Riley RF, et al.Intravascular Lithotripsy for Treatment of Calcified Coronary Artery Disease[J].Interv Cardiol Clin, 2022, 11(4): 393–404.

[10]Wong B, El-Jack S, Newcombe R, et al.Shockwave intravascular lithotripsy for calcified coronary lesions: first real-world experience[J].Heart, Lung and Circulation, 2019, 28: S7–S8.

[11]王伟民, 霍勇, 葛均波.冠状动脉钙化病变诊治中国专家共识(2021版)[J].中国介入心脏病学杂志, 2021, 29(5): 9.

[12]Blachutzik F, Meier S, Weissner M, et al.Comparison of Coronary Intravascular Lithotripsy and Rotational Atherectomy in the Modification of Severely Calcified Stenoses[J].Am J Cardiol, 2023, 197: 93–100.

病例17

右冠脉慢性闭塞病变逆向介入开通

一、病历摘要

患者男性，70岁，身高172cm，体重73.4kg，BMI 24.8。主因"间断胸闷1年"于2021年12月9日入院。

现病史：患者1年前开始反复于活动时（爬坡、爬楼梯）出现胸闷，伴咽喉部紧缩感、心悸、乏力不适，每次持续约1分钟，可自行缓解，无胸痛，无气促，无头晕、头痛，无黑矇、晕厥。9个月前因心悸发作至附近医院就诊，查心电图示窦性心律，$V_3 \sim V_5$导联ST段压低；半小时复查心电图示窦性心律，ST-T未见明显异常；查肌钙蛋白升高，诊断"急性非ST段抬高型心肌梗死"。2021年3月29日行冠脉造影示：左主干斑块，未见明显狭窄；前降支狭窄20%～30%，第一对角支近段狭窄80%～90%，右冠近段闭塞，可见侧支循环。术中心脏彩超示少量心包积液。遂停止手术，建议择期PCI术。术后规律口服阿司匹林、氯吡格雷、瑞舒伐他汀、美托洛尔缓释片、依折麦布等药物对症治疗。后仍间断出现胸闷，性质同前，现为进一步诊治来我院，以"冠心病"收住院。起病以来，患者精神可，睡眠一般，食欲可，大小便正常，近期体重无明显变化。

既往史及个人史：有高脂血症病史3年；否认高血压、2型糖尿病、脑梗死病史；否认肝炎、结核等传染病史；否认吸烟、喝酒史；预防接种史不详；否认药物、食物过敏史。

入院查体：体温36.2℃，心率61次/分，呼吸19次/分，血压118/74mmHg。神志清晰，瞳孔等大、等圆，无颈静脉怒张，无颈部血管杂音。双肺呼吸音清晰，两肺啰音未闻及，无震颤。心律齐，心音正常，心脏杂音未闻及。腹部平坦，无压痛、反跳痛。双下肢无水肿，病理反射未引出。

入院诊断：

冠状动脉粥样硬化性心脏病

  稳定型心绞痛

  心功能Ⅰ级

高脂血症

入院后辅助检查：

1. 抽血化验

糖化血红蛋白 6.05%↑，谷丙转氨酶（ALT）59U/L↑，D-二聚体定量 1.88mg/L↑，纤维蛋白（原）降解产物测定 6.30μg/ml↑。

总胆固醇 3.47mmol/L，甘油三酯 0.90mmol/L，高密度脂蛋白胆固醇 0.98mmol/L，低密度脂蛋白胆固醇 2.11mmol/L。

血常规、大便常规、尿常规、肝肾功能、血脂、肌钙蛋白、N末端B型钠尿肽前体、凝血功能、术前八项、甲状腺功能未见明显异常。

2. 心电图 窦性心律；ST-T未见异常（病例17图1）。

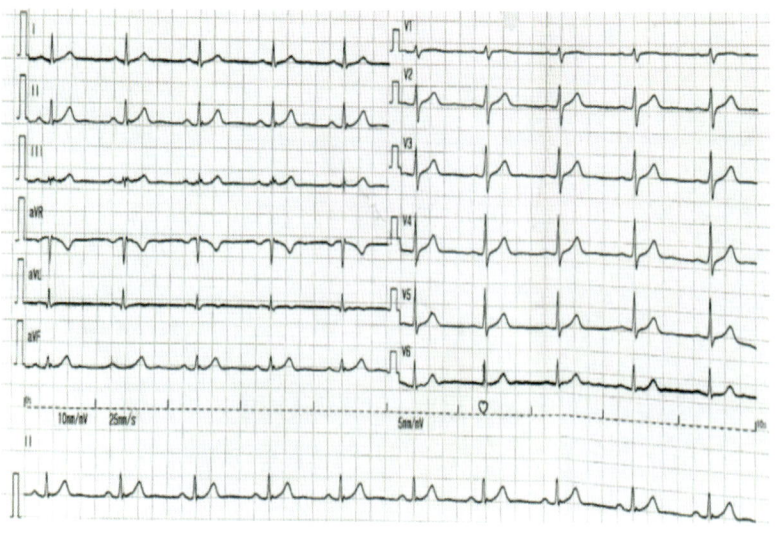

病例17图1 心电图

3. 胸片　心肺未见明显异常。考虑右侧间位结肠（病例17图2）。

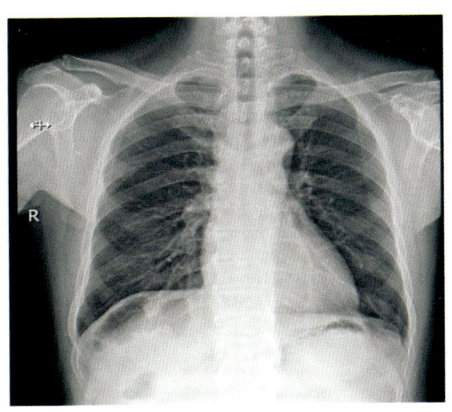

病例17图2　胸片

4. 心脏超声　升主动脉轻度扩张（38mm），室壁运动协调，收缩正常（LVEF 62%）。

5. 睡眠呼吸监测　睡眠呼吸暂停低通气综合征诊断（中度），以阻塞性低通气为主，符合低氧血症（重度）。

二、诊疗经过

入院药物治疗：阿司匹林肠溶片100mg 1次/日口服、硫酸氢氯吡格雷片75mg 1次/日口服、瑞舒伐他汀钙片20mg每晚口服、依折麦布片10mg 1次/日口服、美托洛尔缓释片47.5mg 1次/日口服、单硝酸异山梨酯片20mg 1次/12小时口服、泮托拉唑钠肠溶片40mg 1次/日口服、依洛尤单抗注射液140mg每个月2次皮下注射。于2021年12月15日行冠脉造影检查和冠脉介入术示：左主干斑块，未见明显狭窄；前降支未见病理性狭窄；回旋支、钝缘支散在斑块，未见明显狭窄；右冠脉近段完全闭塞，可见锐缘支发出侧支循环至右冠脉远端。右优势型冠脉。于右冠置入RDES II 2.75mm×36mm、Gureater 3.0mm×36mm支架、RDES II 2.5mm×33mm支架（病例17图3）。过程顺利。建议家庭呼吸机治疗，患者强烈拒绝。

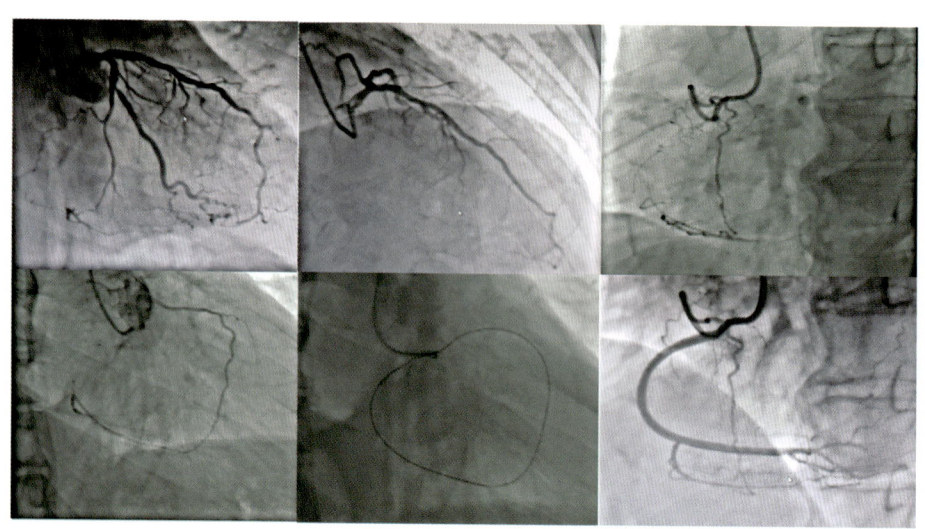

病例17图3　冠脉介入治疗

出院诊断：

冠状动脉粥样硬化性心脏病

　　稳定型心绞痛

　　心功能Ⅰ级

高脂血症

阻塞性睡眠呼吸暂停综合征

随访：出院后规律服药药物（阿司匹林100mg 1次/日、氯吡格雷75mg 1次/日、瑞舒伐他汀10mg每晚、美托洛尔缓释片47.5mg 1次/日）。偶有活动时胸闷，较前少发。半年后复查心脏超声未见明显异常。

三、病例讨论

根据美国心脏病学会/美国心脏协会（ACC/AHA）定义，冠脉慢性闭塞病变（chronic total occlusion，CTO）病变为冠状动脉闭塞时间≥3个月的病变[1]。冠脉介入开通CTO可有效改善患者的生活质量、减轻心绞痛、提高运动能力、改善左心室功能和增加未知冠状动脉事件的耐受性，并有可能降低死亡率，减少对冠状动脉旁路移植术的需求和降低发生心律失常的风险[2-4]。

病例 17　右冠脉慢性闭塞病变逆向介入开通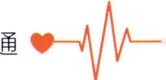

逆向技术是前向技术的重要补充，使得部分复杂病变的开通成为可能，特别是对于开口慢性闭塞或闭塞段较长（长度＞20mm），近端呈"平头病变"且使用如血管内超声（intra vascular ultrasound，IVUS）辅助或前向内膜下重进真腔技术难以开通、闭塞段近端有分支发出、闭塞段伴有严重扭曲或钙化、存在持续性侧支循环等情况的病变；而良好的侧支循环，是逆向成功开通的独立预测因子[5]。逆向技术提升了CTO开通的成功率。但进行逆向操作显然更复杂，需要更多的技能、技巧，而且相比前向技术，并发症发生率较高[6]。

清晰的影像资料是CTO冠脉介入手术成功的关键一环，多行双侧造影，看清病变的结构和解剖特征后，选取具有最佳的、强支撑力的指引导管；逆向技术一般可供选择的侧支多为室间隔侧支、心外膜侧支；相对而言，室间隔侧支是最安全的，也是目前最常用的侧支血管；与心外膜侧支相比，室间隔侧支与受体血管的路径较短，迂曲程度较小，导丝通过容易，且即使导丝通过或微导管通过时损伤室间隔侧支，引起心肌梗死、心肌血肿或心脏压塞的可能性较小。另外，室间隔侧支允许使用小球囊在很低的压力下扩张，协助微导管通过[7]。心外膜侧支比室间隔侧支更长、更大，但更加迂曲，在导丝操作过程中，存在穿孔的风险，可造成严重后果。

多选择亲水非锥形导丝通过侧支达到CTO远端。如Field XT-R、Sion、SION black、Pilot50导丝等，选择微导管（Corsair或Fincross）进行支撑，逆向导丝通过CTO病变后开通血管。

该患者冠脉造影提示右冠脉近段完全闭塞，可见锐缘支发出侧支循环至右冠脉远端。患者右冠近端呈"平头病变"，闭塞段较长，而同侧发出良好的心外膜侧支循环，侧支循环直径可，无明显迂曲，而间隔支供应侧支迂曲，管径细小，故考虑选择锐缘支发出侧支循环作为逆向侧支血管。

患者升主动脉38mm，稍扩张，考虑CTO介入需强支撑，选择7F AL 1.0导管到右冠状动脉开口处，送入Fincross微导管和Runthrough导丝至右冠闭塞病变前，选Runthrough导丝引导150cm Corsair微导管至锐缘支侧支循环处，反复尝试SION钢丝，通过锐缘支侧支进入右冠远段。本操作中我们应该要注意，对于工作导丝头端塑形应尽可能短，通常≤1mm，角度为30°~45°。为了减少侧支血管损伤，微导管应紧随逆向工作导丝前行，这一点对于心外膜侧支血管通过尤为重要。进入远端后，可行双侧多体位造影，保证导丝在侧支血管真腔；如仍不能确定，可跟进微导管，撤出导丝，行微导管造影，证实导丝是否在血管真腔。

到达闭塞段后，我们先后使用 Fielder XT-R、Pilot150、Pilot200、Gaia1、Gaia2、Gaia3 导丝，最终以 Gaia3 导丝顺利通过右冠闭塞病变进入右冠近段，回到指引导管内。本操作中我们应该要知道，当微导管接近 CTO 远端时，术者应交换使用通过闭塞段的工作导丝。CTO 远端纤维帽比近端纤维帽相对疏松，工作导丝逆向通过闭塞段相对容易。如果初始工作导丝不能通过病变，术者可进行"导丝升级"，尝试硬度更大的导丝通过 CTO。当"导丝升级"策略失败或闭塞段走行难以明确时，可尝试"逆向夹层–真腔再进入"策略。当然微导管支撑对于通过闭塞病变很重要，而侧支血管一般细于 Corsair 导管，快速旋转微导管时有利于微导管的跟进。快速旋转需要兼顾指引导管的跳动节律，共同锚定有促进作用。本病例最终以 Gaia3 导丝通过闭塞病变。

利用改良 Rendezvous 技术，正向导丝进入逆向微导管后，建立正向导丝轨道；本患者行血管内超声检查提示右冠近中段导丝部位位于内膜下，但不影响后续的介入治疗；前向先以 Pioneer 2.0mm×20mm 扩张病变后，再以 Pioneer 2.5mm×15mm 球囊扩张中段闭塞处，根据血管内超声提供给的血管管径资料，先后植入 RDESII 2.75mm×36mm、Gureater 3.0mm×36mm、RDESII 2.5mm×33mm 支架。本病例中值得注意的是，逆向 CART 技术进行正向球囊扩张内膜下腔可造成夹层存在双向延展的风险，为了避免损伤靶血管及主动脉窦，正向球囊扩张后应禁止经正向指引导管用力推注造影剂，可选择使用 IVUS 指导手术操作。

当然置入支架后，通过指引导管进行造影，观察供体血管有无损伤或血栓形成，重点观察侧支血管通路有无受损（表现为造影剂滞留、外渗）。另外，还需通过正向指引导管造影评价术后即刻效果，同时仍应重点观察侧支血管的情况。如无血管并发症，可结束手术。

病例17 右冠脉慢性闭塞病变逆向介入开通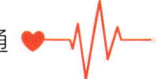

逆向CTO-PCI是开通CTO病变的重要策略之一，提高了冠状动脉CTO治疗的成功率，但仍具有挑战性，需要准确的影像学评估和周密的计划。术者只有注意每个环节的操作细节，谨慎规范操作，才能有效避免手术并发症，提高手术成功率，降低并发症的发生和提高治疗效果，从而增加患者的临床获益。

参考文献

[1] Harold JG, Bass TA, Bashore TM, et al.ACCF/AHA/SCAI 2013 update of the clinical competence statement on coronary artery interventional procedures: a report of the American College of Cardiology Foundation/American Heart Association/American College of Physicians Task Force on Clinical Competence and Training(Writing Committee to Revise the 2007 Clinical Competence Statement on Cardiac Interventional Procedures)[J].J Am Coll Cardiol, 2013, 62(4): 357–396.

[2] Suero JA, Marso SP, Jones PG, et al.Procedural outcomes and long-term survival among patients undergoing percutaneous coronary intervention of a chronic total occlusion in native coronary arteries: a 20-year experience[J].J Am Coll Cardiol, 2001, 38(2): 409–414.

[3] Nombela-Franco L, Mitroi CD, Fernández-Lozano I, et al.Ventricular arrhythmias among implantable cardioverter-defibrillator recipients for primary prevention: impact of chronic total coronary occlusion(VACTO Primary Study)[J].Circ Arrhythm Electrophysiol, 2012, 5(1): 147–154.

[4] 钱志贤, 葛均波, 钱菊英, 等.冠脉慢性闭塞病变再通对心脏功能的影响[J].心血管康复医学杂志, 2004, 13(1): 20–22.

[5] Simsek B, Kostantinis S, Karacsonyi J, et al.Predictors of success in primary retrograde strategy in chronic total occlusion percutaneous coronary intervention: insights from the PROGRESS-chronic total occlusion registry[J].Catheter

Cardiovasc Interv, 2022, 100(1): 19-27.

[6] Kalyanasundaram A, Seth A.Retrograde CTO PCI-the final frontier-challenges and outcomes[J].Catheter Cardiovasc Interv, 2022, 100(1): 28-29.

[7] Dash D.Retrograde coronary chronic total occlusion intervention[J].Curr Cardiol Rev, 2015, 11(4): 291-298.

病例18

高危患者TAVR手术治疗

一、病历摘要

患者女性，87岁，身高155cm，体重70kg，BMI 29.1。主因"反复胸闷、下肢水肿5年，加重伴气促23天"于2022年8月13日收入我院。

现病史：患者于5年前开始出现胸闷，伴下肢水肿，曾就诊外院，诊断为冠心病（具体辅助检查资料未见），具体诊治不详。23天前患者再次出现胸闷、下肢水肿、气促，夜间不能平卧，伴咳嗽、咳痰、咳白色泡沫痰，不伴发热、恶心、呕吐、头晕、头痛、胸痛、心悸等。13天前曾至外院就诊，完善相关检查后（未行冠状动脉造影），考虑"冠心病、心力衰竭、高血压"等，予"阿司匹林、氯吡格雷"抗栓、抗心力衰竭、降压、降糖等治疗。住院期间出现"尿路感染"，中段尿培养提示：大肠埃希菌感染，予加用"头孢他啶"抗感染治疗。住院期间患者反复出现胸闷、气促加重，心电图提示：aVR导联ST段抬高，广泛前壁导联ST段压低（具体报告未见）。患者为进一步诊治遂转至我院并收入院。

既往史及个人史：高血压病20年，收缩压最高达180mmHg，规律服用厄贝沙坦降压，自诉血压控制在120/80mmHg。2型糖尿病10年，胰岛素及口服药物降糖，血糖控制情况不详。此次入院前外院化验提示"肾功能不全"。余无特殊。

入院前辅助检查：

1. 我院急诊心电图 提示窦性心律，aVR导联ST段抬高，Ⅰ、aVL、$V_2 \sim V_6$导联ST段压低伴T波倒置，左心房增大（病例18图1）。

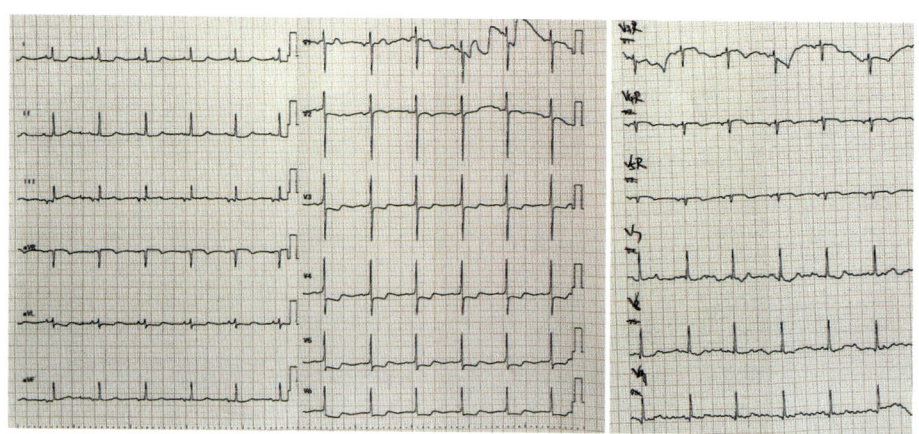

病例18图1　我院急诊心电图

2. 抽血化验

动脉血气分析：酸碱度 7.36，动脉血氧分压 94mmHg（吸入氧浓度 29%），二氧化碳分压 48mmHg↑，碱剩余 1.4mmol/L，实际碳酸氢根 27.1mmol/L↑，标准碳酸氢根 26mmol/L↑，乳酸 0.5mmol/L。

血常规：白细胞计数 6.79×10^9/L，中性粒细胞百分比 79.1%↑，血红蛋白 99g/L↓，血小板计数 181×10^9/L。

超敏 C 反应蛋白 4.27mg/L。N 末端 B 型钠尿肽前体 16 626pg/ml↑。高敏肌钙蛋白 T 3.383ng/ml↑，高敏肌钙蛋白 I 4.963ng/ml↑。

肾功能：肌酐 202μmol/L↑，尿素氮 18.00mmol/L↑，尿酸 624mmol/L↑，估测肾小球滤过率 18.7ml/（min·1.73m²）。

3. 床旁心脏超声　提示左心房扩大（前后径 39mm），余心腔大小正常。主动脉瓣增厚、钙化，开放显著受限，二尖瓣增厚，后叶瓣环钙化，开放尚可，关闭欠佳，余瓣膜结构、形态活动未见异常。左心室室壁肥厚，室间隔厚度 14mm，后壁厚度 13mm。多普勒显示主动脉瓣前向血流增快，峰值 4m/s，峰压差 64mmHg，轻中度反流，二尖瓣中度反流，三尖瓣轻度反流，估测肺动脉收缩压 30mmHg。室壁运动无异常，LVEF 60%。

入院查体：体温 36.6℃，脉搏 74 次/分，呼吸 19 次/分，血压 139/61mmHg。神清，颈静脉无怒张。双下肺呼吸音清，双下肺闻及较多湿啰音。心界不大，心律齐，主动脉瓣听诊区闻及 3/6 收缩期喷射样杂音，余听诊区未闻及明显杂音。腹软无压痛。双下肢轻度水肿。

入院诊断：

慢性心功能不全急性加重

  冠状动脉粥样硬化性心脏病

  急性非 ST 段抬高型心肌梗死

  心功能 II 级（Killip 分级）

心脏瓣膜病

  主动脉瓣重度狭窄

  主动脉瓣轻中度关闭不全

  二尖瓣中度关闭不全

  三尖瓣轻度关闭不全

高血压病 3 级（极高危）

2 型糖尿病

肾功能不全

轻度贫血

入院后辅助检查：

1. 抽血化验

血常规：白细胞计数 9.48×10^9/L↑，中性粒细胞百分比 80.3%↑，血红蛋白 101g/L↓，血小板计数 173×10^9/L。

尿常规：尿糖（±），尿酮体（-），尿潜血（++），尿蛋白（+），尿白细胞（-），尿细菌（-）。

N 末端 B 型钠尿肽前体 19 041pg/ml↑。高敏肌钙蛋白 T 2.868ng/ml↑，高敏肌钙蛋白 I 2.941ng/ml↑。

血脂：总胆固醇 4.67mmol/L↑，甘油三酯 1.92mmol/L↑，高密度脂蛋白胆固醇 1.13mmol/L，低密度脂蛋白胆固醇 2.93mmol/L↑。

超敏 C 反应蛋白 14.23mg/L↑，降钙素原 0.278ng/ml，白介素 6 372.2pg/ml↑，糖化血红蛋白 8.43%↑。

便常规及隐血、肝功能、电解质、凝血功能、甲状腺功能等结果大致正常。

2．床旁胸片　提示心影增大，主动脉影增宽，主动脉硬化，双肺感染，双侧少量胸腔积液。

3．全主动脉及冠状动脉CT成像检查　提示前降支、回旋支中度狭窄，右冠状动脉轻度狭窄（病例18图2）。主动脉及其分支多发钙化斑块，腹腔干及左肾动脉轻度狭窄。

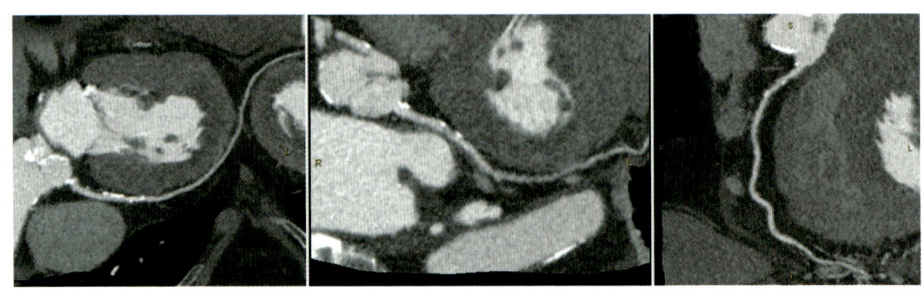

病例18图2　CT未见冠状动脉严重狭窄或闭塞

二、诊疗经过

患者以胸闷、下肢水肿、加重伴气促为主要表现，双肺闻及湿啰音，N末端B型钠尿肽前体明显升高，心力衰竭诊断明确，其主要病因为急性非ST段抬高型心肌梗死以及合并主动脉瓣重度狭窄。但冠状动脉CT成像未见明显冠状动脉狭窄或闭塞，考虑心肌梗死原因与主动脉瓣重度狭窄、肺部感染致心力衰竭加重、心肌供氧和需求失衡所致。治疗上，予氯吡格雷单抗血小板、低分子肝素抗凝、他汀降脂、利尿、抗感染、抗心力衰竭、控制血糖及支持对症等为主。期间外科会诊认为患者有主动脉瓣置换指征，但考虑年龄、合并高血压、糖尿病等，开胸手术风险极大，建议行经导管主动脉瓣置换术（TAVR）。

术前完善相关检查，包括颈动脉血管超声、头颅CT、双下肢血管超声等。期间患者反复发作急性心力衰竭且进行性加重，2022年8月25日患者再次出现心肌梗死并严重的急性心力衰竭，经无创呼吸、利尿、镇静、平喘等处理后，症状无改善，血压逐渐下降，动脉血气提示酸碱度 7.19↓，动脉血氧分压 48mmHg↓，二氧化碳分压 83mmHg↑，乳酸 3.1mmol/L↑。遂行气管插管、呼吸机辅助呼吸，继续抗心力衰竭、抗感染、稳定内环境等治疗。于 2022 年 8 月 29 日行紧急 TAVR 手术（术中非选择性冠状动脉造影未见异常，病例 18 图 3）。术后患者恢复良好，复查心脏超声提示人工瓣开放活动可，主动脉瓣前向血流峰值 1.9m/s，峰压差 14mmHg，未见明显反流及瓣周漏。

翌日即拔除气管插管，术后 1 周转至普通病房，于 2022 年 9 月 9 日出院。住院期间相关化验指标的趋势见病例 18 图 4。

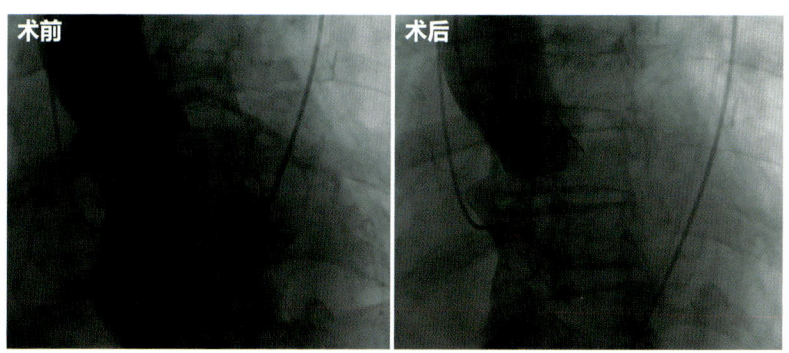

病例18图3　TAVR术后

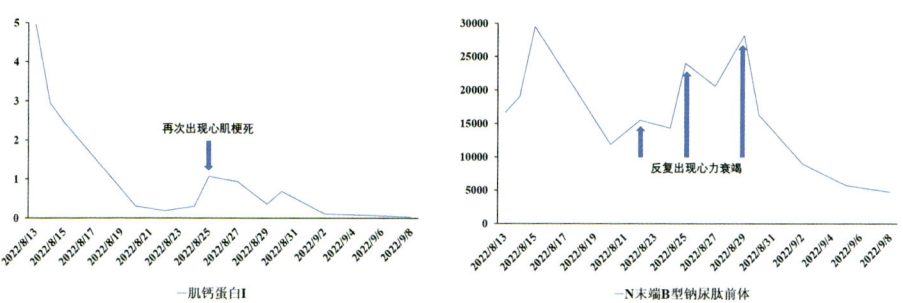

病例18图4　住院期间相关化验指标的趋势

出院诊断：

慢性心功能不全急性加重

 冠状动脉粥样硬化性心脏病

 急性非 ST 段抬高型心肌梗死

 心功能 Ⅱ 级（Killip 分级）

心脏瓣膜病

 主动脉瓣重度狭窄

 主动脉瓣轻中度关闭不全

 二尖瓣中度关闭不全

 三尖瓣轻度关闭不全

高血压病 3 级（极高危）

2 型糖尿病

肾功能不全

轻度贫血

随访： 出院半年后，电话随访患者，未再发胸痛、气促等不适，于当地医院复查心脏超声大致同出院时。

三、病例讨论

  主动脉瓣狭窄（aortic valve stenosis，AS）在老年人群中的发病率不低，老年性钙化是老年人群 AS 的主要原因之一。随着年龄增加其发病率逐渐升高，重度 AS 的患病率随着年龄的增长从 75～76 岁人群的 1%～2% 增加到 85～86 岁人群的 6%，在 85～86 岁的人群中，75% 的人有一定程度的瓣膜钙化[1]。而随着中国老龄化人口比例增加，老年人群 AS 的发病率将进一步升高。但我国国内当前 TAVR 临床应用远远不够。一项关于中国老年心脏瓣膜病的调查显示[2]，年龄＞80 岁的老年 AS 患者中，未经治疗的达 70%，AS 接受 TAVR 治疗的仅 7.5%，主要归因于对手术的恐惧、文化和习俗认知，另外是缺乏国产瓣膜良性竞争及医保政策的引入。

  AS 早期几乎没有任何可感知的症状，当表现出明显症状的时候，可能已

病例 18 高危患者 TAVR 手术治疗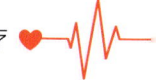

经进入了疾病的中后期。症状性 AS 患者，如果不做瓣膜置换术，2 年生存率仅为 50%[3]。本例患者早在 5 年前已有胸闷、下肢水肿症状，推测可能已经存在瓣膜狭窄，可惜的是患者未重视，忽视了进一步的检查诊治。

严重 AS 的主要症状是与运动有关的心绞痛、充血性心力衰竭、晕厥前期或晕厥。心脏超声和多普勒检查是诊断和评价的主要手段，AS 诊断和鉴别并不困难。老年人群往往有高血压、糖尿病等危险因素，因此同时合并 AS 和冠心病的并不少见。本例患者肌钙蛋白 T 明显升高，再加上新发的缺血性心电图变化（aVR 导联 ST 段抬高合并广泛多导联 ST 段压低），故急性非 ST 段抬高型心肌梗死的诊断成立，但冠状动脉 CT 成像未见冠状动脉严重狭窄或闭塞，属于 2 型心肌梗死，与主动脉瓣狭窄导致心肌广泛的缺血相关。

严重 AS 合并心力衰竭是临床上治疗的难点，单纯药物治疗预后差，且增加瓣膜置换手术围术期并发症和死亡风险。传统正性肌力药物在 AS 合并心力衰竭患者身上需谨慎使用：如多巴胺能够引起心率增快、心肌耗氧量增加。而血管扩张剂容易引起低血压。本例患者入院后经积极药物治疗，仍反复发生急性心力衰竭且进行性加重，因此后续紧急行 TAVR 手术。

当前，相较于开胸瓣膜置换手术，经过近二十年的发展，TAVR 已成为无法接受传统外科手术的瓣膜病患者首选的、更加安全的治疗方式。PARTNER 系列研究[4]是全球首个 TAVR 领域多中心、大样本、具有里程碑意义的随机对照研究，不仅验证了 TAVR 对药物治疗有其优势，而且 TAVR 治疗相比外科手术亦未显劣效，奠定了 TAVR 治疗外科手术禁忌及高危风险 AS 的循证医学基石。

年龄正成为 TAVR 手术方式选择的主要参考因素。在 2020 年 ACC/AHA 瓣膜病指南[5]中，推荐年龄 > 80 岁首选 TAVR，对 65～80 岁患者需行多学科诊疗（MDT）讨论后由医患共同决定。在 2021 年 ESC/EACTS 瓣膜病指南[6]中，建议较年轻的、低手术风险以及可外科手术但不适合经股 TAVR 手术的患者，再选择外科主动脉瓣置换；建议 > 75 岁或高手术风险患者或不适合外科手术的患者选择 TAVR 治疗。本例患者为 87 岁高龄女性，合并糖尿病、高血压、肾功能不全等多种危险因素，属于高危患者，但患者术后超声可见血流动力学改善，N 末端 B 型钠尿肽前体逐渐下降，对患者心力衰竭症状的改善立竿见影，无疑挽救了患者生命。

当前，TAVR 相关器械的迭代有力促进了手术并发症的降低，提升了手术效果，更多瓣膜品类的开发和新技术引入将有助于扩展患者群体，如主动脉瓣关闭不全。而国内对 TAVR 的创新和优化升级正进行着积极的探索，并进入"可回收"时代，为瓣膜严重钙化、瓣膜植入位置不理想等情况提供了更有利解决条件，增加手术成功率。TAVR 将具有广阔的发展前景。

参考文献

[1] Lindroos M, Kupari M, Heikkilä J, et al.Prevalence of aortic valve abnormalities in the elderly: an echocardiographic study of a random population sample[J].J Am Coll Cardiol, 1993, 21(5): 1220-1225.

[2] Xu H, Liu Q, Cao K, et al.Distribution, Characteristics, and Management of Older Patients With Valvular Heart Disease in China: China-DVD Study[J].JACC Asia, 2022, 2(3): 354-365.

[3] Kanwar A, Thaden JJ, Nkomo VT.Management of Patients With Aortic Valve Stenosis[J].Mayo Clin Proc, 2018, 93(4): 488-508.

[4] Antman EM.Implications of contemporary clinical trials series: the Placement of Aortic Transcatheter Valve trial(PARTNER)[J].Circulation, 2012, 125(25): 3054.

[5] Otto CM, Nishimura RA, Bonow RO, et al.2020 ACC/AHA Guideline for the Management of Patients With Valvular Heart Disease: Executive Summary: A Report of the American College of Cardiology/American Heart Association Joint Committee on Clinical Practice Guidelines[J].Circulation, 2021, 143(5): e35-e71.

[6] Vahanian A, Beyersdorf F, Praz F, et al.2021 ESC/EACTS Guidelines for the management of valvular heart disease[J].Eur Heart J, 2022, 43(7): 561-632.